SHODENSHA
SHINSHO

熟年期障害

——男が更年期の後に襲われる問題

熊本悦明

祥伝社新書

はじめに

男も女も、長寿社会を幸せに生きよう！

最近は、「男が元気がない」という話をよく耳にします。

そこで、「みなさん、お元気ですか？」と、まずお尋ねします！

われわれの日々の生活は、「男性力」「女性力」でマネジメントされているのをご存知でしょうか。基本的に人間は、遺伝子によって、いかに命を守るかという生理で生きています。そしてその上で、人生に彩《いろど》りを添《そ》えているのが、男女の性ホルモンによる生理なのです。これは、生き物として命をつなぐ生理とも言えますが、子どもを作る役割を持っています。しかし、それだけではありません。その子どもたちを一人前の成人に育てるために、親として元気な生活活性力を維持するために必要なものなのです。しかも、そのホルモン力は、親としての男女の人生を素晴らしくし、健康で豊かなものにしているのです。成人男女の生活活力そのものを支えているのです。

ひと昔前は、子どもの養育の役割が終わる還暦以降は、単なる余生と考えられていました。ところが、医学の進歩で、今や80歳、90歳さらに100歳まで長く生きられるようになりました。まさに長寿化時代。その新しい還暦後の人生を、健康で楽しく、生き甲斐のあるものにするため、「健康長寿医学」への関心が社会的に高まってきているのです。

たしかに、歳《とし》を取れば取るほど、生活活力が低くなり、衰《おとろ》えを感じます。体調不全に、やる気の低下、肩こり、腰痛、不眠、メタボ、高血圧、さらには、呆《ぼ》け、認知症など、人生100年時代の長寿人生には、今まで注目されてこなかったさまざまな健康問題が待ち受けています。

今までの医学は、病気がなければさして問題はなく、訴えられる体調不全も「未《み》病《びょう》」などと称し、それらを「生活習慣病」とも言って、その予防には、「運動促進」と「積極的な栄養管理」、さらに「サプリメント」などを服用しましょうなどと、あまり重視せずに、社会啓蒙をしておりました。

しかし、本当にそれだけで、加齢による体調不全に対し、充分に対応できるのでしょうか？　具体的に個人差の大きい中高年の健康管理や、元気さの回復・維持に、役立っているのでしょうか？　私は疑問を抱いています。

実際、私の長い臨床現場の経験や人生体験から、それだけでは歳を取った方々の体調不全・元気のなさ、いわゆるフレイル（虚弱）への医学的な対応は難しいのではないかと痛感しています。更年期後の熟年期に大きな医学的問題があるのです。

更年期の先に、熟年期障害がやってくる

多くの人が経験している更年期や熟年期の体調不良・フレイルは、男性ホルモン低下による男性力の衰退が大きな原因だからです。さらに、体を作る多くの細胞機能を動かすミトコンドリアの生理機序（メカニズム）の減退もかかわっています。それに対応するには、新しい医学概念である「攻めの健康長寿医学」を取り入れることが絶対に必要なのです。本書では、中高年男女の更年期やそのあとの熟年期の障害、また

フレイル症候群などに対応する、「攻めの健康長寿医学」について詳しくて解説していきます。

私自身、米寿（満88歳）を越え、今や数え年90歳の超高齢者です。老化や男性ホルモン低下との闘いは他人事《ひとごと》ではありません。自分もさることながら、多くの友人知人も同じような問題を抱えています。それを何とかしたいとの思いが強く、現在も、東京丸の内や銀座で「男性外来・未来塾」と名づけ、〝攻めの健康医学〟による診療・治療を行なっています。

男性ホルモンの元気ホルモンとしてのパワーで、高齢になっても人生に未来感を持てるようになります。元気と自信を回復した患者さんのエピソードもご紹介しつつ、「男の生理」「熟年期障害」について、医学的に詳しく説明し、「男性ホルモン」をキーワードに高齢の方々の体調不全対策の話を進めていきましょう。

50歳以下のほとんどの若い医者のかたは、病気でなければ、高齢者も自分と同じように元気だと思っているようですが、高齢者は違うということを知っていただきたいです。加えてあまり知られておりませんが「男性ホルモン」は、男性だけでなく、閉《へい》経《けい》後の女性方にも元気さを与える大きな力を持っていることもご理解いただけるはずです。

中高年世代のみなさんはもちろん、これからその年代に進む世代の男女がたが元気でこれからの人生を楽しめる指針になりうる新しいバイブルとして、本書がお役に立てればと願っております。

二〇一八年五月

熊本悦明《くまもとよしあき》

目次

第二章　加齢による体調不全の科学

第三章　深刻化する熟年期障害

第四章　男性ホルモン維持のため、日常生活で気をつけたいこと

第五章　男性ホルモンのすごいパワー

第一章　「朝のエレクト」でわかる男の生理

男にも生理があることを知ろう

男性ホルモンの話となると、やはり、男における男性ホルモンの話から始めなければなりません。

人間の命を長く保つために男と女の性が作られているのですが、その性を作る性ホルモンは、男女とも初めに男性ホルモンが作られ、その一部が女性ホルモンとして作り変えられたものなのです。

男と女の違いは、それぞれの男女ホルモンの作られ方の比が違います。男は男性ホルモンが多く、女性は女性ホルモンが多く作られるので、男と女の差ができてくるのです。

男性ホルモンは外向きの生活能力を支え、女性ホルモンは愛情を支える内向きの生活能力を支えているのです。

男性ホルモンが男の中で何をしているかといえば、まず〝男の生理〟を作っています。

成人女性では毎月の月経が〝女の生理〟になるわけですが、一般の男性で、自分に男の生理があると理解している人はまずいないと思います。個人差は大きいですが思春期以降、50歳くらいまでは、男性たるもの、毎朝の勃起があります。俗にいう〝朝立ち〟です。これこそが〝男の生理〟です。

早朝勃起と聞いて、ニヤニヤしている場合ではありません。これが男の基本的な生理で、女性の月経生理に匹敵する、人間としてとても重要なものです。

しかし、このことはまず知られていません。しかし、それもいたしかたないことです。男性は小中学校で性教育をほとんど受けていませんし、たとえ性教育を受けたとしても、避妊や性感染性についてのみで、そもそも教える側の先生が男の生理をご存知ありません。そのためか、歳とともに朝立ちを自覚しなくなっても、単純に「歳だから」と、さして問題意識を持たないのが普通でしょう。

ところが、新しい男性医学の立場からすると、朝立ちがないことを見過ごすのは大問題なのです。なぜなら、朝立ちは、男を作る男性ホルモンレベルの分泌量の低下と密接な関連性があるからです。きわめて重要な男の生理として、まずは「朝のエレクト」に注目することから始めてみましょう。

「朝のエレクト」は、重要な男の生理現象

「男の生理など聞いたことがない」と驚く読者がほとんどかもしれません。そればかりでなくほとんどの医師からも、同じような発言を耳にします。

今や常識化している女性の生理＝「月経」も、かつては表立って口に出せない隠微《いんび》なものでした。一般常識として、堂々と社会的に議論されるようになったのは、戦後のいわゆる女性解放運動に伴《ともな》う生理休暇の普及や、１９６０年代の経口避妊用ピルの開発により、女性の生理に対する心理的抵抗が変化し、認識が大きく広がってからのことです。わずか半世紀前のことになります。

ところが、男性の「早朝勃起」「朝立ち」は、男自身は若い時から認識していた生

理現象なのに、「勃起」という響きから、エロティックで、あまり口に出せない現象としてとらえられてきました。しかし繰り返しますが、この「朝立ち」こそが「男の生理」なのです。

「勃起」と書くと何かいやらしい感じが強いので、ここからは「朝立ち」を本書では「朝のエレクト」と、ややソフトな表現で統一しておきましょう。これも「勃起」に対してみなさんがすぐにエッチな話と関連させる発想を取り払いたい、という私の強い思いからです。

男の生理である「朝のエレクト」が、医学的に男性にとって重要な生理現象であると確認されたのは、実は最近のことです。女性側の生理も半世紀もかかってようやく世間の常識となったのですから、「朝のエレクト」が、エロティックなものとは無関係な、ごく自然な生理現象であると、社会的に正しく認知されるには、これから何年かかることでしょうか。

今から40年ほど前になりますが、私が１９７９年の日本医学会の講演で、男性にも更年期障害があると言いはじめた時も、医学界でも「変なことを言う」と強く批判されました。

今では誰もが知っている男性更年期障害も、当時はありえないものと思われていました。新しい概念が一般化するには、どうしても時間がかかるものです。男の生理が、みなさんの常識となるにも、まだ時間がかかるかもしれません。男も、女と同じ生き物として〈基本的な生理〉を持つことを含め、ぜひ男という存在を正しく認知してください。

医学・看護学の教科書を見ても、いまだに「医学的に、男は性的に興奮して勃起・射精する動物」のような、表面的な理解だけでつづられている記述が目立つのが、残念でなりません。活発な外向きの日常生活ができるのは、男性ホルモンのお蔭なのに……、です。

男性ホルモンが歳を取ると低下して、男の元気さが低下してくるのですが、その始まりが男の生理「朝のエレクト」の消失からであるという重要な現象を、医学の教科書にもはっきり書いてほしいものです。

男の生理の仕組みはどうなっているのか

「朝のエレクト」が男にとってなぜ重要な生理なのかを、もう少し詳しく説明しておきましょう。

　われわれの睡眠は「レム睡眠」（浅い眠り）と、「ノンレム睡眠」（深い眠り）の2つをセットにして、およそ90分ごとに繰《く》り返しています。エレクトはそのレム睡眠の時に起きています。たとえ眠っている時であっても、身体を動かしている自律神経が完全に休んでしまうと、あらゆる生活機能が止まってしまいます。車が高速道路を走る時に止まらないよう、時々アクセルを踏むのと同じように、人間も、レム睡眠時に自律神経の副交感神経が、時々アクセルを踏んで内臓を動かしているのです。

　レム睡眠の時には、眼球が動いたり、寝返りしたり、夢も見たりしていますが、同時に副交感神経の興奮により、内臓も動いています。そして内臓の一部といえるペニスもエレクトを繰り返しています。男性は誰しも、レム睡眠のたびにエレクトをしていますが、寝ている時なので自分では気づかないだけなのです。

実は男の赤ちゃんは、胎児の時にも、できたてほやほやのペニスを大人と同じようにエレクトさせています。まさにこの現象は、男の男たるシンボルといえるものです。性的興奮とはまったく関係がない生理だと、おわかりいただけるでしょう。

睡眠中にエレクトしている時間を合計すると、20代の健康な男性では、睡眠中のほぼ半分。50代で約3分の1、60代でも約5分の1の時間にもなります。その繰り返しの最後のレム睡眠でエレクトしている時にちょうど目覚めるので、「朝のエレクト」として自覚するわけです。

レム睡眠中の勃起は、脳の副交感神経中枢からの指示で起き、全身的な副交感神経の活動と連動していることがわかっています。ですから、女性でも、ペニスと相同《そうどう》の性器である陰核のエレクトや軽度の子宮収縮は起きています。だが、男性とは違って非常に軽い変化なので気づかないだけなのです。

ではなぜ、「朝のエレクト」が男の生理なのでしょうか。

それは、睡眠時のエレクトも覚醒時の性的興奮時も、同じ副交感神経の興奮により、ペニス血管壁の筋肉をゆるめるＮＯ（Nitric Oxide・一酸化窒素）が生産されるので、血管が拡張しエレクトできるからです。勃起に不可欠なＮＯ産生は男性ホルモンに依存しているので、男性ホルモンがストレスや加齢で低下して、ＮＯ産生が充分できなくなると、エレクトはしません。

「朝のエレクト」がないということは、「男性ホルモンが減ってきているな」と、自分でわかる指標なのです。こうなると、お相手がいて「いざ」という時にも、たとえＥＤ（Erectile Dysfunction・勃起不全）を治すと言われるバイアグラなどを飲んだとしても当然勃《た》ちません。それで〝ＮＯなくしてＹＥＳなし〟と、私は言うわけです。

「朝のエレクト」は、健康のバロメーター

男性力を作る、男性ホルモンのシンボルとして、「朝のエレクト」があり、それが

元気な男である証拠です。「朝のエレクト」に注目するのが、健康管理のひとつと、まずは心得てください。

若い人でも油断できません。ストレスが強い生活が続くと、脳から睾丸を刺激して男性ホルモンを分泌させる性腺刺激ホルモンが減少し男性ホルモンを急速に低下させ、男の生理を乱します。女性でも、やはり強いストレスで、月経（メンス）が乱れたり、止まったりします。たとえば、修道院に入所し緊張が強い場合や、女子運動選手が強いストレスのかかるトレーニングを受けた場合などに、メンスが止まるという事実もあります。

女性は生理が乱れると、体調の異変を意識し、医療機関に足を運びます。それと同じように男性も、健康管理のひとつとして生理を気にかけてほしいのです。

「朝のエレクト」の減退は、体の中で起きている男性ホルモン低下によって、自分で気づかなくても、ひそかに進んでいる体調不調を、息子（性器）がしっかりご主人に知らせてくれているのです。大事なサインであり、日常生活の基準である睡眠リズムが崩れてきていることも、暗示してくれています。

男性ホルモンの代表格である血中テストステロンは、男性の睡眠中の合計エレクト時間と強い相関性を持っています。男性ホルモンが低下してくると、夜中に目が覚めることも多くなり、睡眠の質も落ちるので、スッキリとした朝を迎えられなくなっていきます。

男性ホルモンが値の低下により、心身共にさまざま不調が起きてきますが、これは追って説明します。

一番の問題は男としての「やる気」「元気さ」が低下してくることです。性ホルモンといえば、セックスや子どもを作るためだけに関係するホルモンと、一般には理解されていますが、男性ホルモンは、エレクトして子どもを作るだけでなく、生まれた子どもを一人前に育てるため、家族の食・住を用意し、外敵から守る、男として大事な外向きの役割を果たす力を与えているのです。

前述したようにこの男性ホルモンは男性のみならず女性も持っていて、日常の生活の基本的な「パワー」を支えているのです。どうしても男性ホルモンという名称が、単に男性のためのホルモンというような誤解を生んでいるのがいけないのです。〝外向きの元気ホルモン〟とか、もっと素敵なイメージの〝バラ色ホルモン〟など、別の表現にすべきだと私も考えていますし、多くの医師やジャーナリストもそのことをよく話題にしています。

男性ホルモンの低下は、血管を老化させる

男性ホルモンがストレスや加齢で低下してくると、元気さ、やる気、行動活力なども低下してきて、多くの人が体調不全を訴えるようになります。その体調不全の自覚の仕方は人さまざまですが、「朝のエレクト」の消失に気がついたら、男性ホルモンが減っている息子からの知らせだと理解しましょう。

男性ホルモンは、脳内の「ドーパミン」という、やる気を促《うなが》す神経伝達物質を放出させて、生活活力を生み出す源《みなもと》なのです。さらに、赤血球・血小板や白血球などの

造血機能活性や脂肪代謝促進、筋肉や骨を増強（たんぱく質同化作用）するなど、いろいろな身体の代謝に関係が深いホルモンです。ですから、男性ホルモンが低下してくるとメタボと言われる脂肪代謝障害、そして動脈硬化が進んでしまうことにもなります。それらの症状は、「朝のエレクト」の消失から始まっているといえます。

先に、男性ホルモンは陰茎（ペニス）の動脈壁のＮＯ産生を促進し、その動脈を拡張して血流を増加させると説明しましたが、もう一つ大切なことがあります。男性ホルモン低下は、脂肪代謝障害とされるメタボによる動脈硬化を起こすリスクを高めています。

血流障害→エレクト力低下→「朝のエレクト」消失。この負のスパイラルが、男としての命を縮めているのです。

「朝のエレクト」消失は男性ホルモンが低下、さらには動脈硬化が始まっているサインです。もし近頃「朝のエレクト」がないとしたら、それは「血管が硬くなりはじめていますよ」という警告に他なりません。血管が硬くなり、心臓への血液が流れ込みにくくなっている恐れがあります。

動脈硬化で問題になるのが、「陰茎の血管の太さ」です。陰茎の血管の直径は、およそ1～2ミリで、体内でもっとも細いものです。心臓の血管は3～4ミリ、頸動脈は5～7ミリです。身体の中で一番細い動脈が陰茎であるということは、動脈硬化は細い血管から順番に始まりますので、「朝のエレクト」の消失が、動脈硬化が始まっている兆《きざ》しといえるのです。

60代、70代で突然、心筋梗塞や脳梗塞で倒れるケースがひんぱんに報告されていますが、そうした方々は、人には言わないでしょうが、倒れる前から早くも「朝のエレクト」がなくなっていたはずです。それを無視していたのでしょう。1日も早く、動脈硬化対策をしてほしかったと思います。

「朝のエレクト」の自覚がないことは、すなわち男性ホルモン低下による「血管系疾患の警告サイン」だという認識を持ってください。

男性ホルモンの低下をチェックするとともに、動脈硬化の進み具合の検査などもあわせて行なうことで、このような男の突然死を防ぐ対策になるはずです。

「朝のエレクト」が、自信につながる

男性は、自分の「朝のエレクト」に、日頃はあまり関心がないように見えます。

しかし、いざまったくなくなると、「自分もそろそろ生き物・男としての活力がなくなった」と肩を落とす患者さんが多いのは興味深いことです。男の生理として「朝のエレクト」を自覚することは、月経が女であることの意識に結びつくように、男の〝自己尊厳〟にもつながる重要性が垣間《かいま》見えます。

私の日頃の外来では、後述する男性ホルモン補充療法で、「朝のエレクト」が回復した患者さんたちの、生き物として男の自信を取り戻したとの喜びの反応をよく耳にします。「水を得た魚」のように話をされる患者さんのうれしそうな反応には驚くべきものがあります。これこそが男性の本当の姿ではないでしょうか。精神的な影響も臨床的には重要だと感じています。

こういった男性の反応は、アメリカの高名な臨床心理学者マズローの言う、〝自己実現〟ともいえます。やはり〝男の生理〟の復活の意義は、精力が陰り始める中高年男性にとって、精神的支え、自己尊厳を与える意義のある生理現象といえるのではないでしょうか。「朝のエレクト」は中高年男性にとって、社会的生活を進める上で、自分は「まだ男だ」というお守りだと、私は感じています。

男が経験する、2つの勃起の違い

さらに、男の生理について説明を加えていきましょう。

ここまで、睡眠時に生理的に起きる、副交感神経の興奮によるレム睡眠のエレクトと、その最後の目覚めで自覚する「朝のエレクト」について説明してきました。男の生理の基本は、「朝のエレクト」であることは、ご理解いただけたと思います。

ただ、エレクトにはもう一つ、この生理現象と別に、みなさんよくご存知のセックス、つまり性的興奮時のものがあります。この2つのエレクトの生理学的機序の違いについて解説していきましょう。

エレクトは脳の中心にある勃起中枢が興奮して起きるのですが、睡眠時は、レム睡眠中に副交感神経の興奮の刺激により、起こります。一方、性的興奮時は、思考や接触中枢（皮膚からの刺激）からの刺激が大脳に伝わり、勃起中枢が興奮・活性化すると、やはり副交感神経が興奮するのです。その副交感神経興奮の指令が背骨を下降し、その下端の尾骨の少し上方にある仙骨部の仙髄副交感神経核を目覚めさせているのです。そのためペニスの血管拡張機序が動き、エレクトします（図1・31ページ）。

さらに、男性ホルモンは、脳の勃起中枢だけでなく、腰のあたりにある脊髄《せきずい》下部の仙髄副交感神経核機能の感受性を高める、という重要な働きもしています。その仙髄副交感神経核は、脳の勃起中枢からの指令でペニスの興奮を高めるのですが、睡眠のエレクト時より、覚醒《かくせい》時の性的興奮のほうがより刺激が強いため、その興奮が逆に除々に脊髄内を上ります。

その興奮が胸髄下部にある交感神経射精中枢核にまで到達するようになると、それで前立腺及び精嚢腺《せいのうせん》を収縮して精液を尿道に放出する射精機序が起きるのです。その交感神経興奮があると、膀胱頸部《ぼうこうけいぶ》は絞《しぼ》められているので、尿道に出た精液は膀胱に上向せず、尿道を下向し、ペニス外に勢いよく発射されます。いわゆる射精です。

なお睡眠時勃起でも、若い年代ではまれですが、副交感神経の興奮が強く進み、射精中枢まで達し、いわゆる夢精を起こすこともあるのです。

この射精までの過程は、ピアノ演奏と同じようなものと想像するとわかりやすいかもしれません。

副交感神経の興奮時では、キイをたたいて音を出している段階であり、その音楽の曲想が高まり、演者がペダルを踏んで音を高くバーンと響かせる時に、興奮がその上部にある交感神経核にまで達し、局所的な交感神経の興奮が起きて、射精が起こると理解してください。

その性器局所の交感神経の興奮が高度だと、それに連動して、全身的にも交感神経の興奮が広がるのです。それで発汗し、動悸が激しくなるので息が荒れたりして、い

［図１］ 睡眠時間に占めるNPT時間の割合

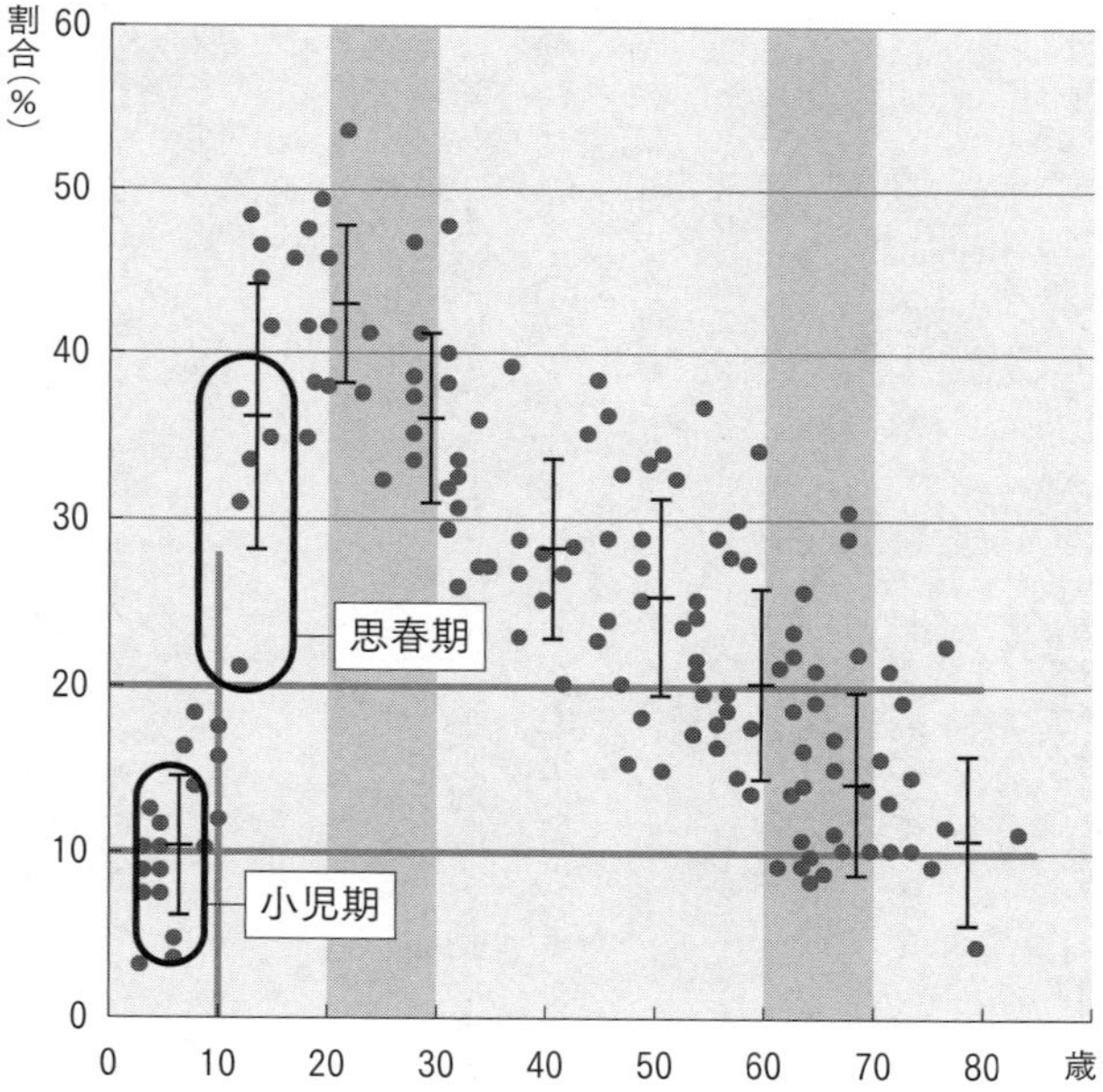

（熊木・堀田）札幌医科大学泌尿器科作成

夜間睡眠時勃起現象（Nocturnal penile tumescence：NPT）の全睡眠時における割合。

男性ホルモンのレベルに応じて思春期から高くなり、20代をピークに、加齢とともに減少する。

わゆるオーガズムといわれる現象になります。その興奮が強いと全身的な疲労感が出て、寝てしまうこともよくあります。いうならば寝てしまうくらいのほうがベターで、良好で健全な生理現象といえます。このあたりの理解が、あまり知られていないようです。

すぐ寝てしまう説明としては、射精を起こす交感神経の興奮で「オキシトシン」というホルモンが大量に分泌されるので、睡眠機序も動かされ眠りに誘われるのです。興奮が強いほど、入眠しやすくなるとされており、セックスのあと眠くなるのは、男性が充分に満足した証拠といえます。

なお、よく若者が「マスターベーションのしすぎは体に悪い？」と問題にして、「あまり頻繁に行なうと精液で多量のたんぱくを消費するので、しすぎて疲労するのは身体によくない」などと、一般の性教育で語られているようですが、これは間違いです。

マスターベーションでは、その射精時における全身的交感神経の興奮の度合いが強いのが悪いとか、また頻繁すぎると神経的疲労が強くなり体調を崩す恐れがあるとかいわれますが、若くて体力があればさして問題はありません。あくまでその時点での男性の体力次第です。

高齢者では、激しく交感神経の興奮による疲労感が強くなるようなら、体調への影響が長く続くことになるので、気をつけてください、ということです。

もしも、男性ホルモン低下でエレクトしない状態なら、血管障害があるためなので、早めに男性ホルモン値をチェックしておくべきです。強い心血管障害のあるのを無視している人に、きわめて稀《まれ》ながら強い交感神経興奮によって心筋梗塞が起き、腹上死に至るケースもあるのです。いわば、それぞれの事象はすべて、男性の生物学的体力の問題なのです。

男は動、女は静

女性に女性性と母性があるように、男にも男性性と父性があります。ただ母性・父性というと、一般的には、子どもに対する父母としての愛情のようなものとして受け取られがちですが、生物学・医学的にいえばもっと原則的な、子どもを作り、そして成人に育てる能力も指しています。

男性たるもの、生き物としての使命を果たすべく精子を作る機能を成熟させ、男の生理を確立した上で、生命の伝承という役割を行使しなければなりません。最近は、「私は子どもを作るために生まれたのではない」「子どもを2人作ったので責任を果たした」といった発言が話題になったりしています。発言は個人の自由ですが、脱生物的な、超文化的感覚が常識として広がりすぎていると個人的には感じています。人々は次世代を作り、人類の命を広げていくべき生き物としての義務を忘れ始めているのかもしれません。文化的な側面だけでは、人類は先細りで絶滅種になってしまうでしょう。

いずれにせよ、男も女の身体を借りて生殖機能を完成させて、次世代の子孫を作り、人類種を長く維持してきました。

この生殖機能の確立に関して、男女は正反対です。男は動、女は静という性差があります。それは、無意識のうちに日々の生き方や全体のあり方に反映されています。もちろん、性同一性障害などの大きなずれを持つ方もおられますが、大筋では、この男女の生物学的な「動と静」の違いは、いかに進んだ文化といえども、簡単に曲げられないものです。その生物学的な違いを意識し理解した上で、性別にとらわれない多様性を理解する社会が築けるはずだと考えます。

睾丸《こうがん》の大きさで何がわかるか

男性ホルモンを分泌したり、精子を作ったりする睾丸の大きさを、自ら調べたことがありますか?

男性自身、自分の睾丸の大きさを、あまり気にしないようですが、睾丸は男性ホルモンを分泌し、精子を作る重要な役割を果たしている大事な場所です。男性医学でも、睾丸の大きさは男性機能を知るための目安とされています。それは睾丸の大きさと男性ホルモン分泌との関係が深いからです。

普通、大人で約20cc（クルミの実ぐらいのサイズ）です。話のタネとして念のため覚えておいていただくと役に立つかもしれません。

睾丸は歳とともに少しずつ小さくなります。若くても不妊症の方は検査すると睾丸が小さいケースが多いです。自分の親指の先くらいに小さくなっていると、不妊症や男性ホルモン低下症の可能性が高まります。

男性不妊や男性更年期外来では、ドクターが睾丸の芯をしっかりと捕まえて大きさを触診して、プラスチックでできた睾丸の模型である「オーキドメーター」と比較して診断をします。左右の睾丸の大きさの違いも調べます。医者に睾丸を握られるのはなんとも奇妙に思うかもしれませんが、睾丸を触診しないで男性を診《み》る医者はしっかり患者を診ていないと私は考えています。

また、大きさは精子産生能力とも関係があります。正常な健康男性の１日の精子生産数は、約5千万個とされており、１秒で約５００~６００個の精子を、常時せっせと作るのです。

睾丸の中を覗《のぞ》いてみると、そうめんのような、細くて長い精細管がたくさん丸め込まれています。このそうめん状のものに、間質細胞（ライディヒ細胞）がごま粒のようにくっついていて、それが脳からの刺激で男性ホルモン分泌を促し、精細管の中での精子を成熟させているという仕組みです。

精子生産の過程を見てみましょう。精細管の中にある精子の元である精祖細胞が、男性ホルモンをふりかけられることで分裂して形を整え成熟し、睾丸を離れるまでの日数は約74日。さらに、精管を上りつめて精嚢《せいのう》貯金庫に入り、射精されるまでに7日ほどかかるとされています。原料から作り始めて発射準備完了まで、約2カ月半をかけて、男の機関銃のタマは作られているわけです。

そうめんのように細かった精細管も、成長した暁《あかつき》には太さを増し、ごま粒の量も増え、精子がどんどん生産されます。当然、睾丸全体の容積は増大していくのです。

逆に、高齢者になって精子の生産能力が落ちると、小さくなっていきます。

睾丸の大きさと精子の生産能力とは、かなり密接な関係にあると先に述べましたが、クルミの実の大きさほどの睾丸が正常です。年齢に関係なく、親指ほどになると精子数の少ない乏《ぼう》精子症、中指ぐらいだと精子のできない無精子症、小指ほどだと精子を作れないばかりか、男性ホルモン分泌能力さえも充分ではなくなっています。

睾丸の大きさを気に留めてみましょう。自分の親指先の大きさくらいになっていると、不妊症や男性ホルモン低下症になっている赤信号かもしれません。

ところで、ペニスの大きさは、若い男性たちが、よく話題にしているようです。しかし、睾丸と違ってペニスは、その機能と大きさとの間にまったく関係はありませんので、気にしないでください。ただ、性器周辺の毛が生《は》えないというケースであれば、男性ホルモンが低いので、一度医師に相談してください。

次に、包茎もよく問題にしていますが、自分で亀頭から出せないくらい、先の開口部が小さい場合は手術も必要ですが、亀頭が出せる程度なら問題はなく、手術の必要もありません。ご安心ください。さして問題ないのに、あえて新聞・雑誌などで宣伝されている包茎手術をするのはむしろよくないと、泌尿器科医としての筆者は信じております。

男の睾丸と女の卵巣の違いを考える

先に、男と女の生殖生理の違いは「動と静」と話しました。それをもう少し掘り下げてみましょう。

いま楽しげに会話をしている若い男女がいるとして、2人の身体の中で、お互い生き物としてどんな現象が起きているか、想像してください。

生物学的な眼鏡《めがね》を通して眺めると、男性の睾丸の中では、1秒に600個もの元気な精子を慌《あわ》ただしく生産し続けています。それとは対照的に、女性の身体の中では、数個の未熟卵子をゆっくり目覚めさせて、その中で月一度の排卵に備え、1個の卵子選びをゆっくりのんびりやっているのです。

このような〝動と静〟の生物学的男女の生殖生理の違いが、いろいろな形で、日常の男女の日々の姿勢に、明確に影響しています。男女の楽しい会話の裏側に、このような異なった生物学的生理が潜《ひそ》んでいるのです。

卵子の動き方を説明しましょう。

女子は初めに700万個の原始卵胞を持ってスタートするとされていますが、出生時では早くも100万個に減り、小児期には30万個。思春期になり、いよいよ排卵が始まる時は16万個にまで減っています。さらに30歳代になると5万個にまで少なくなることが明らかになっています。

その減数の理由が自然淘汰《とうた》なのかどうかは不明ですが、成人期まで残った原始卵胞の中から、さらに毎月数個に絞られ、排卵に備えて成熟し始めます。その中のもっともよく成熟したたった1個だけが、晴れて妊娠できる卵子として排卵されるのです。

思春期から閉経期までの間に、現実に排卵されるのは、一生のうちで300～400個のわずかな卵子だけです。700万個の原始卵胞から自分の体内の卵巣での長年の戦いで、厳選され生き残った、立派な勝者といえるのではないでしょうか。

男子では、精巣中のそうめんの束のような細い精細管の中で、多くの精巣細胞が、思春期から日夜を分かたず懸命に減数分裂も含めた分裂を繰り返しています。そして74日を掛けてやっと成熟した精子に成長し、それが溜まったところで射精されるのです。その精子の1日の生産数は前述したとおりほぼ5000万個で、1秒約600個というものすごい数字です。そして精子は睾丸から出され、精嚢腺に貯めておかれ、射精されるのです。1回に射精される精子の数は射精回数により幅がありますが、一般的には1億前後となります。一生での精子産生数は、数千億にも達します。

射精された膨大な精子のうち、卵子と合体し受精する機会を得るには、女性性器の環境内での自力での生存力にかかわってきます。過酷な条件を生き抜き、激しい女性性器内での前進競走に打ち勝たなければなりませんので、精巣を離れてからも、生き抜く力が試されるのです。

なお、不妊症の男性の精子数は1回の射精で、4000万個以下になっています。この数だけでも、不妊は精子の産生力の著《いちじる》しい低下が原因だとわかります。受精への道がいかに厳しいものか改めて感じます。

卵子は、卵巣という家の中での選抜で排卵され、生殖のチャンスをじっと待つのみであるのに対し、精子のほうは、精巣で分裂を繰り返して、やっと成熟した上に、さらに家を飛び出してからも、厳しい闘争を勝ち抜いて、卵子と出会う幸運を懸命につかまなければならない宿命を持っているのです。

生まれる前から、男女で生き抜く力が対照的なのですから、生後も男と女には求められているものが異なるのは当然かもしれません。男女の日常生活を見ても、男性のほうが厳しい生活環境に置かれているように思えます。ここにも、男女の生物学的性差の根源が影響しているのではないでしょうか。

また、脳における視覚、空間をとらえる能力、さらに言葉を語る能力など、個人差はありますが、出発点からいろいろ男女の大きな性差があるのは事実です。その性差は、さらに身体の形・脳の発達などにも、生物学的に大きな差を生んでいます。

女性学者の中には文化的な平等主義から、その生物学的性差を生後教育の影響であるとする否定論を強く主張される方もおられますが、このようにはっきりとした生き物としての性差があるのは否《いな》めません。その上、男女をひとくくりにはできないさまざまな個人差があることを認め合うべきですが、その根底にも人間には生き物としての「オス」「メス」という性差があることも無視できないでしょう。

この医学的現実を正しく男女で認め合った上で、お互いの人間関係をどう現代的な文化的対等感覚で纏《まと》めていくかが、今世紀の医学・文化の命題といえます。

第二章　加齢による体調不全の科学

人生を四季にたとえる

いよいよ本題である更年期障害・熟年期障害の話に入ります。

そこで質問です。みなさんは人生をどう考えますか?

私は人生を季節にたとえてとらえています。春は思春期、夏は成人期で、明るく活気ある日々が続きます。しかし、夏の終わりからは気温が下がり、秋・冬の第二の人生が長く続きます。

夏の終わり頃に厳しい台風がよくやってくるように、人によっては、成人期の終わりに近くなると、台風のようなストレスの強い生活環境に見舞われることが多く、辛《つら》い更年期障害を起こします。

その先にくる秋も、明るい秋晴ればかりでなく、嫌な天候の変化が続き、冷たい秋雨《あきさめ》や暗い曇天《どんてん》の日々を過ごさねばならないことも少なくありません。人生もそれと同じで、秋時雨《しぐれ》のような熟年期障害に、見舞われることがたびたび起こります。

さらに冬の老年期が始まりますと、天候の荒れがより強くなり、あられや雪、吹雪《ふぶき》といった、辛い老年期障害が起きてきます。
まさに人生も同じです。季節の変動によって天候が荒れるように、おのおのの年代で健康が乱れてくる可能性が高いのです。まとめると、こうなりましょうか。

A：更年期障害（夏の終わりの台風）
B：熟年期障害（秋の秋雨など）
C：老年期障害（冬の雪降り、吹雪）

ここで気がつくのは、人生の季節変動は1年単位ではなく、人生全般を通じて変動していることです。これが医学的に重要なのです。世の中の大半の人が、医師も含めて、加齢性男性ホルモン低下症候群（ＬＯＨ・Late Onset Hypogonadism）は、男性ホルモン低下によって起こる更年期症候群であると、ひとくくりに理解してしまっています。また、医師の大半が、高齢者のフレイル（虚弱）も同様にすべてその更年期障害として考えているのも、臨床治療学的には問題です。

70歳代の有名人が時に、「俺も更年期か?」といっているのをよく耳にしますが、それは医学的には違います。その方はすでに更年期を過ぎて熟年期に入っており、彼の体調不全は更年期とはやや異なる熟年期障害なのです。したがって更年期障害と同じ治療では対応しきれないのです。私は、男性医学における熟年期障害の存在を、みなさんにも広く知ってもらわなければ、と思っているのです。

そのような高年齢の体になると、加齢で起きる男性ホルモン低下だけでなく、体調不全やフレイルには、遺伝子障害や細胞のミトコンドリアの、いわゆる老化現象も複雑に重なってきます。

そのため、40~50歳代の更年期障害とは区別して医学的対応もする必要があります。60~80歳代は熟年期障害、90歳以上は老年期障害ととらえて各世代に合わせた、よりきめ細かな医学的対応をすべきなのです。

このことについては超長寿時代になってきている現在、経験の少ない若い医師の間でも混乱している方が少なくないのが、実情です。これからは、人生100年時代に即した、健康医学界や社会への啓蒙が強く求められていると考えています。

更年期障害とは何か?

さて、更年期という概念はギリシャ語の「Klimakter（梯子《はしご》の横木）」からきています。

人生の階段の横木、踊り場という意味を持っているのです。昔から、人には人生の変わり目に何かしらか体調に変化が来ると、経験的に理解されていました。思春更年期、閉経更年期、老年更年期などという言葉も、すでにあったとされています。しかしそのうちもっとも特徴的な〝閉経更年期〟が日常的に使われたことから、中年と高年の境目を指して、更年期という言葉が社会に定着してきたのでしょう。

更年期は、いわば第一の人生の「生殖年代」が次の年代へ変わる、人生の踊り場ともいえる時期なのです。人生50年といわれた時代は、更年期以降は人生の活動期を終えた後の〈余生〉であり、人生の納《おさ》めの時間にすぎないと、一般に理解されていました。そのためか、更年期という言葉には、ネガティブな意味合いが多分に含くまれており、その時に起きる体調変化を勘案して、翳《かげ》りのある年代という印象が強かったといえます。

しかし、最近の医学の進歩は目覚《めざま》しく、さまざまな疾患への臨床学が進み、人の寿命を急激に延ばし、今や人生100年時代といわれるようになりました。20〜50年の生殖年代に長さに匹敵する、その先の新しいもうひと花咲かせる30〜50年の長い人生が作られたことで、更年期は〝長い人生の折り返し点〟の時期となってきています。

そして、次なる〝第2の人生・豊かな熟年世代への入り口〟としての意義を持ち合わせるようになりました。更年期は、次にくる熟年期・老年期に意義のある人生の発展を送れるかどうかのターニングポイントといえます。

人生が長くなるにつれ、ただ何となく歳を取って衰えていくように見えていた男性をよく観察してみると、50歳代になれば、同年代女性の更年期症状に似た症状に苦しむ人が多いと、世の中の多くの人が気がついてきました。月経という生理のない男性ではありますが、誰もがスムーズに更年期を経過し、問題なく熟年期に移行できるのではありません。

要するに、車の車検期に相当するような体調変調期、つまり更年期が、人間の男女両性にあるとわかったのです。最近は車体の質が向上したので、車検時に車を買い替えなくても、機能を点検し、修正して、引き続き快適な運転を楽しむ方が多いですよね。それと同じで、人間の更年期にも、健康や元気を維持できる医学的ケアがなされるようになったといえるのです。

今まで軽視されがちであった男の中年期の苦しみが問題視され、「生き物・男性人間」の車検的厳重チェックの重要性が社会的に認知されてきた、ということなのです。

男性更年期障害が注目されたのは、40年前

実はかなり以前から、中年期の男性の体調不全の存在に、一部の医師は気がついていました。

少なくとも、100年以上も前の1910年には、男性には生理がないので原因は明らかでないものの、女子更年期症状そっくりの症状を訴える中年男性が少なからずいることが、正式にドイツやイギリスの学会誌にも報告されていました。しかし、原因不明で説明ができないことから、一部の学者の関心を引くのみで、医学界全体では長く無視され、ブラックボックスに押し込まれたままになっていたのです。

ただ、徐々に睾丸の生理について学問や研究が進み、1940年代中頃になると、男性ホルモンの正確な測定はできないものの、関心が持たれるようになりました。

全体としての男性ホルモン作用とされる身体の特徴が翳《かげ》り始める頃に、更年期症状が発症し、当時新しく開発され使用できるようになった男性ホルモン製剤を注射して男性ホルモンを補充すると、それらの症状が改善されて、元気を取り戻すことが明ら

かになってきたのです。

更年期の体調不全に男性ホルモン補充が有効であるとの報告が、第2次世界大戦中の1940年代前半に、アメリカの著名な雑誌『リーダーズ・ダイジェスト』に紹介された時は、戦争で疲労していた男性への大いなる福音《ふくいん》として注目を集めました。雑誌が飛ぶよう売れたと、今でも語り草になっているほどです。

その後平和な世となり、医学研究は進んでも、正確に血中男性ホルモンを測定することは、女性ホルモン測定のようには成功しませんでした。男性ホルモン学研究の遅れから、男性更年期障害の解明が進まず、女性更年期研究が進む女性医学に対して、大幅な後れをとっていたのです。

とはいえ、1970年代後半頃から、ようやく男性ホルモン測定が可能になり、加齢による男性ホルモン低下が具体的に証明されるようになりました。女性ホルモン低下で女性の更年期症状が起きるように、男性ホルモン低下により、男性も更年期症状が発症することが解明され、やっと女性医療に男性側も追いついたわけです。

ちょうどその頃、私が日本で男性ホルモンを測り、男性更年期のデータをまとめて、1979年に、東京で開かれた第20回日本医学総会の「更年期障害」のシンポジウムで、男性にも女性同様の更年期障害があると報告し批判を受けたのは、先ほど述べた通りです。

しかしその後、いろいろな議論があり、経過を重ね、医学の進歩やわれわれの啓蒙もあって、最近は医学的にも社会的にも、男性にも更年期障害があり、中高年男性を悩ませている、という認識が一般化してきました。

これは、働き盛りの50代で辛い思いをしていても口にも出せず、ストレスの多い管理職的仕事を黙々とこなしている中高年男性方には、福音となりました。その体調不全に対して、周囲の理解を得られたことで、救いの道が開けたといえます。

具体的にわかってきた男の更年期障害

元気はつらつの成人期が終わる頃になると、少しずつ、男性ホルモンの代表格、フ

[図2] 年齢とフリーテストロンレベルの下降度
(自分では健康と思っている男性群のデータ分布と体調不全症例との比較)

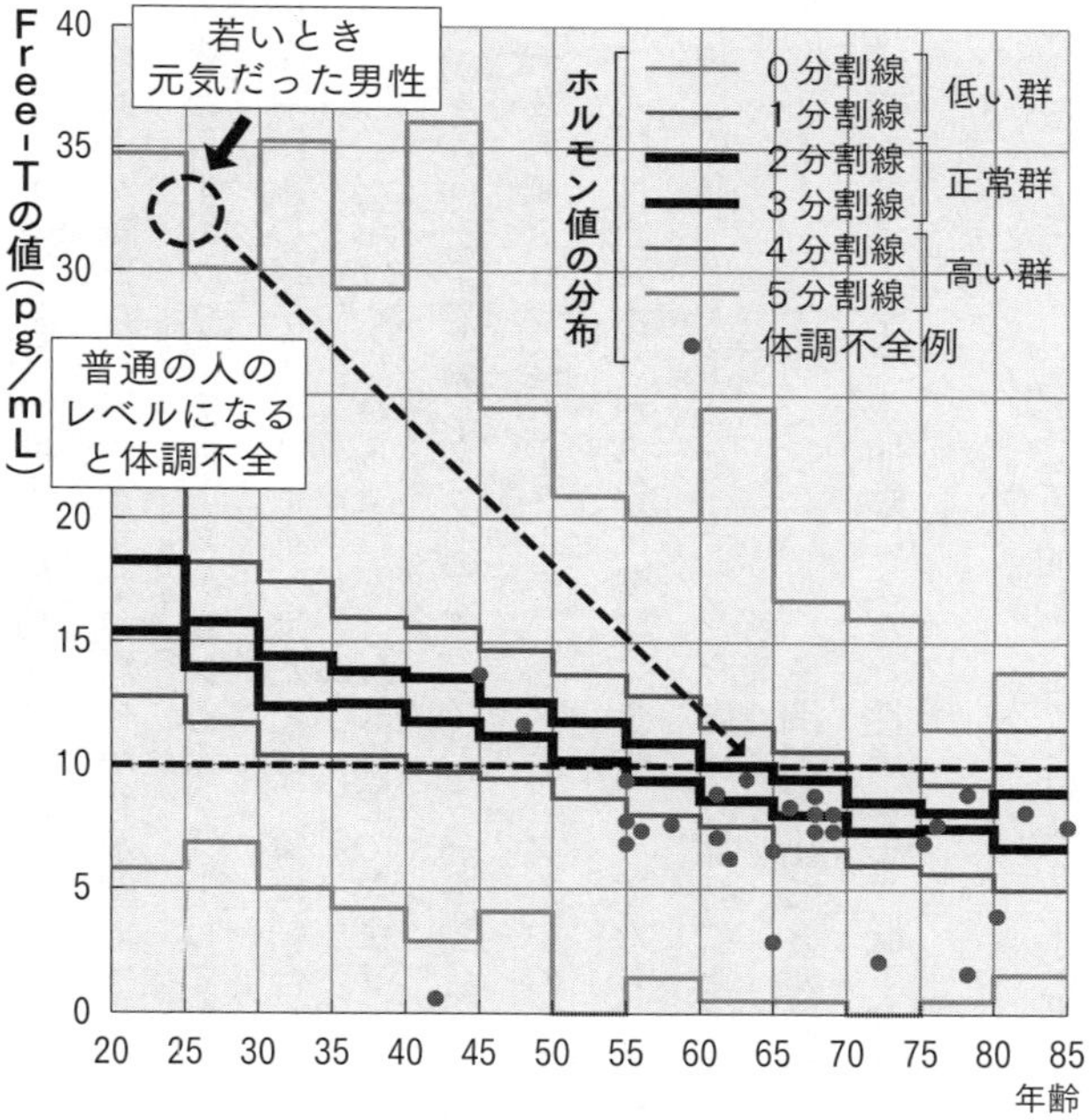

熟年期障害外来での体調不全症例

加齢・ストレスによる低下で糖尿病・メタボリック症候群。

また、アボルブ・プロベシア、デパスや抗うつ剤服用例など、かなり男性ホルモン低下例が多い。

現在の人間ドックでは男性ホルモンを測定していない、誠に不可思議な遅れた医学界とはいえまいか?

リー（遊離）テストステロンが低下し始めます。欧米の資料ではトータル（総）テストステロンの低下が認められていますが、なぜかわが国では、トータルテストステロンはあまり変わらず、フリーテストステロンのみが低下してきます。

ちなみに血中にある総テストステロンはたんぱく質に結合しています。しかし、テストステロンは、たんぱく質から離れなければ機能できません。たんぱく質から離れて、細胞に働きかけることができるのを、フリー（遊離）テストステロンと呼びます。フリーテストステロンはトータルテストステロンの中の約1〜2％になります。

一般診療でも男性ホルモンが容易に測定できるようになり、男性更年期障害かどうかの検討は著しく進んできました。すると今度は、加齢による男性ホルモン低下のみでは更年期障害を十分に説明できないという問題が出てきたのです。そして女性側の更年期障害研究のほうもまた、加齢による女性ホルモン低下だけでは説明できないことが、明らかになりました。

更年期障害なるものは、男女とも加齢による性ホルモン低下が大きな要因とはいえ、それだけでなく、〝生活上のストレスによる環境の影響が強い反応性うつ症状〟などがその上に加味されているとわかってきたのです。

人生の華《はな》である生殖年代を終える頃から、ストレスに対する脳の抵抗力が弱くなり始めます。若い年代ならすぐ処理・回復できてしまうストレスによる体への影響が、歳を取ると次第に脳の抵抗性が落ちてきて、ストレス反応をすぐ処理できなくなるのです。特にストレスが強く、繰り返し加わると、その影響が溜まってきて、反応性うつ状態になるということがわかってきました。

それが、同時期に並行して起きている加齢による男性ホルモン低下とのダブルパンチで、重症化してしまうのです。更年期のうつ状態という精神神経症状は、男性ホルモン低下と関連なく進むこともありますが、男性ホルモン低下がうつ症状をより悪化させることが多いのです。

精神科で、男性更年期とは関係ないとされている〝うつ〟や、その関連疾患と診断されている中年男性の症例を調べると、患者さんの多くに男性ホルモンの低下が認められます。

このように、更年期障害の症状は、男性ホルモン低下に加えて、その精神科的うつ状態が混在した形で出現してくることがありますので、一口に男性更年期症状といっても個々人により、内容がばらばらです。それがまた、本人が自覚しにくいという事情になるのです。

女性の更年期障害も、やはり原因は加齢による女性ホルモン低下だけでなく、ストレスによる反応性うつ状態や精神科的うつが加味されたパターンが多く見られます。だから、更年期障害に対する医学的対応は、一筋縄ではいかない手強《てごわ》いものといえます。

男性の場合、「仕事が忙しいから」「疲れているから」と理由付けして心身不調を軽視し、「ちょっと休養すれば治る」と放置してしまったがために、より悪くなってしまう可能性が高いのです。

社会的にそれなりの地位にある中高年男性は、プライドが災《わざわ》いします。人にはあまり打ち明けられずに、密《ひそ》かに一人で悩む方が多いのです。

しっかりと問題意識を持って、1日も早く医療相談に足を向けてほしいと、願っております。ご自身、そして家族が、しっかり医学的な対応を考えるべき、と覚えておいてください。会社で昇進して責任が重くなり、仕事の負荷《ふか》が大きくなる課長から支店長になるあたりに問題を起こす方が多い印象です。

体調が崩れる原因は、テストステロンの低下

歳を取ると体調が崩れる理由を説明しましょう。

われわれは二つの生理を持っています。

A　個人の命を守る遺伝子管理の生理

B　人間種の命をつなぐ内分泌学的生理

Aの生理の減退は、いわゆる老化現象です。これは徐々に起こるので、更年期ではあまり感じず、次に控える熟年期に自覚する場合が多いです。老化を促進するのは、よく言われているように、悪い生活習慣・生活習慣病とされています。

Bの生理は、性ホルモンの減退です。女性なら閉経することで性ホルモンが激減し、男性も50歳くらいから（早い人では30代後半から）睾丸からの男性ホルモンの低下が始まります。

Aとの違いは、加齢によるものだけでなく、仕事や生活上のストレスが強いと、脳からの性腺刺激ホルモンが急速に低下して、より男女共にホルモン低下が起こってしまうことです。特に、更年期年代の男性は、社会生活上ストレスのまっただ中にいるので、更年期障害が早く出てくる方が多いのです。

前述した男性ホルモンの代表、テストステロン低下で起こるのは、次の2種類の、特徴的な症状です。

一つは、心身症といわれるような精神的な症状。もう一つは身体症状です。ココロとカラダが病《や》むのですが、どちらかといえば、反応性うつ症や睡眠障害など、精神的な症状が全面に出てくることが多いのです。

そのため、まずは精神科を受診する人が多くなってしまいます。そこで男性ホルモン値の検査を受けることがないまま、あっさりと〝うつ病〟と診断を受け、抗うつ剤を処方されてしまいます。本当はうつ病ではない人が、抗うつ剤を飲めばかえって症状が悪化するのはあたりまえです。

抗うつ剤を飲んでもうつ症状がいっこうに治らないといって、私の男性外来に駆け込んでくる患者さんは実際にかなりいらっしゃいます。そこで男性ホルモン値をチェックします。すると男性ホルモンが低下していることから更年期障害と判明し、治療に入ります。しかし、抗うつ剤をどっさり服用されていた場合は、治療に手こずることがしばしばあります。ストレスが強いビジネスマンは、精神科に行く前に注意してください。

気分が落ち込み、よく眠れない。男の生理である朝のエレクトもない。その「反応性うつ症状」や「やる気のなさ」は男性ホルモンのテストステロンが低下し、それで脳内のドーパミンという神経伝達物質も低下してくるために起きているのです。抗うつ剤や精神安定剤だけでは治療ができません。

さらに、その男性ホルモン低下は、女性ホルモン低下と同様、身体の自律神経のバランスも乱します。イライラ系の交感神経が興奮するので、ほてり・寝汗・動悸《どうき》・めまい、冷え性、便秘や下痢などの大腸機能障害などが出てきます。

他にも、身体症状として頭痛、肩こり、腰や足関節の痛み、強い疲労なども重なってきます。症状の重さは、個人により異なりますが、心身両面で女性と同じような更年期症状で悩まされるようになります。

しかし、会社などを通して現在普及している人間ドックでは、残念ながらテストステロン測定は、ほぼ実施されていません。人間ドックでフリーテストステロンを測定しないのは時代おくれです。同時に症状が出てくる前に、更年期症状が起こりやすい生活環境にあるかどうかを見直すとともに、テストステロン低下のサインである「朝のエレクト」もチェックしてください。

近頃は、ストレス時代といわれ、若い30歳代でさえも強いストレス性更年期症状に悩む人が増えています。30代後半からは、単なる仕事疲れと思わないで、「朝のエレクト」をチェックしてください。

更年期障害の発症ピークは、男と女で5歳の差

男の更年期障害は、女性の更年期障害とまったく同じ症状なのか、疑問に思われる方もいらっしゃるでしょう。男性更年期障害は男性ホルモン低下、女性は女性ホルモン低下による症状と定義され、基本的には同じものと理解されていますが、男女で発症パターンに差があります。

すべての女性は閉経を迎えると、女性ホルモンが一気に激減します。そして、同年代の男性よりも女性ホルモン値が低くなってしまいますので、いろいろな症状が出てきます。それでも、3分の1の人は何もなくスムーズに還暦を迎え、3分の1の人は

なんとなく体調不全に見舞われる程度で、医師の治療を必要としません。症状が強く、医師の治療が本当に必要な人は残りの3分の1とされています。反応にはかなり個人差が大きいのです。

症状が出る場合、性ホルモン低下は女性のほうが閉経で激減する率が高いことから、男性より女性が強いです。男性の場合は低下に個人差があるため、出てくる症状にはかなりバラツキがあります。ただ、男性でも、仕事上などのストレスが強ければ、男性ホルモン低下が加速されるので重症化し、男性ホルモン補充だけは回復に時間がかかる方もたくさんいらっしゃいます。

社会生活の立場から注目すべきは、**図3**（65ページ）に示した更年期症状が強く出るピークが男女で5歳の差があることです。かなり個人差はありますが、だいたい女性では50歳代前半、男性では50歳代後半をピークに更年期症状に見舞われます。夫婦の年齢差が5歳前後のカップルは、同じ頃一緒に更年期障害に悩まされるはずです。

今までのさまざまな調査によると、夫婦間で、お互い自分が更年期症状で苦しんで

［図3］男女の更年期障害症状得点年齢推移の比較

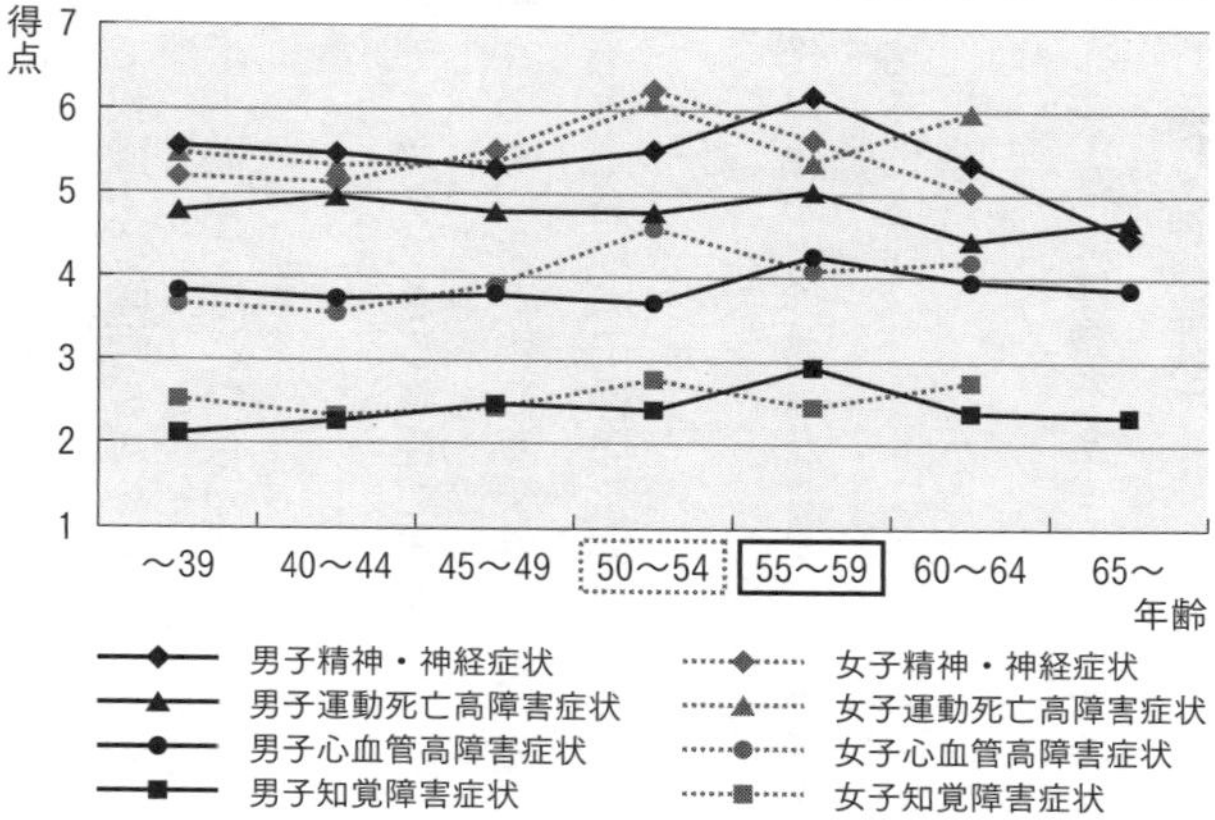

いるのにパートナーの理解がなく辛い思いをしている、という訴えがあります。この調査成績からすれば、「同病相憐《あいあわ》れむ」ではないですが、お互い、ともに理解し、助け合い協力しあって頑張り、豊かな華のある熟年期へと進んでいっていただきたいと願っております。

女性の場合は月経がなくなる頃の症状として受け取るので、本人も自覚しやすく、医師に相談する方が多いのです。しかし、男性ではわかりやすい月経不順・停止などの生理的変化がないため、いろいろな不定《ふてい》愁訴《しゅうそ》を、更年期障害症状と自覚するのは難しいようです。「仕事が忙しいので疲れているだけ」「何とか頑張らねば」と一人苦しんで我慢する傾向もあります。ぜひ、パートナーの女性が男性の変化に目を光らせてサポートしてほしいものです。

自己チェックできる男性更年期

現在でも、まだ中高年男性の辛さへの社会的理解が充分に進んでいるとはいえません。その証拠に「男性更年期障害って、実際どんな症状なの？」と、よく質問されます。

40代以降の男性のみならず、ストレスの強い生活をしているなら、30代後半でも気にしてください。

（1）不眠、体調不全、ことにやる気の低下、くよくよする、不安感が強い（精神・神経症状）

（2）性的欲求が減退し、「朝のエレクト」を気づかなくなる、性交回数も減少（性機能症状）

（3）動悸がする、顔がほてる、耳鳴りがする（心血管系症状）

（4）肩凝《こ》りがひどい、腰痛、疲れやすい（運動器官系症状）

（5）手のこわばりや痺《しび》れを感じる（知覚症状）

これらは、典型的な男女ともに起きてくる更年期障害の症状です。ただし、人によりさまざまな組み合わせで起きてくるので注意してください。

女性では（3）の症状が強くなることが多々あります。男性は（1）の精神・神経症状が強く出るのが特徴です。加齢による男性ホルモン低下に加えて、生活上の強い心理的ストレスがあると特に出やすい、反応性うつ症状なのです。

生殖年代が終わりになる頃、脳がストレスにやや弱くなっているので、若い頃にはさして影響を受けない程度のストレスでも、影響を受けやすいのです。役職の昇進などで、仕事上の緊張が高まる環境も相《あい》まって、よく発症します。

男性は仕事や家庭などで強いストレスの下《もと》で暮らしていると、そのストレスにより、睾丸機能を刺激している脳からのホルモン（LH）が低下し、睾丸からの男性ホルモン分泌も落ちてしまいます。機能減退も加齢減退に加味されるのです。

もう一度強調しておきますが、中年男性の更年期症状と関係ない本当の体質性うつ病にもテストステロン低下があります。男性更年期症状としての反応性うつ症状の原因として前述したストレスへの脆弱《ぜいじやく》性はテストステロン低下が重要な発生因子と推定されます。体質性うつ病にもテストステロン補充の臨床的効果があるのは当然のことといえましょう。心療内科や精神科の医師も、この点をよく認識していただきたいと思います。

より細かく自分チェックをしたいという方は、ぜひ私が作った**図4**（69ページ）の「熊本式質問紙」を使ってください。私のクリニックでも患者さんに活用しています。

男性更年期外来では、よく海外の質問紙が使われていますが、それを作ったスウェ

［図4］（熊本式）健康調査質問表

現在のあなた自身について該当するところに○をつけてください

（質問）		ほとんどない（－）	ややある（＋）	かなりある（＋＋）	特につらい又は非常に強い（＋＋＋）	
1. 体調が優れず、気難しくなりがち						
2. 不眠に悩んでいる						
3. 不安感・寂しく感じる						
4. くよくよし易く、気分が沈みがち						
5. ほてり・のぼせ・多汗がある						
6. 動悸・息切れ・息苦しいことがある						
7. めまい・吐き気がある						
8. 疲れやすい						
9. 腰痛・手足の関節の痛み						
10. 頭痛・頭重・肩こりがある						
11. 手足がこわばる						
12. 手足が痺れたり、ビリビリする						
13. 最近、ひげの伸びが悪くなった						
14. 筋力の衰えを感じる						
15. 尿が出にくい、出終わるまで時間がかかる						
16. 頻尿になり、夜中トイレに起きる						
17. 尿意が我慢できなく漏らしたりする						
18. 性欲が減退したと感じる						
19. 勃起力が減退したと感じる						
20. 早朝勃起を気付く頻度	①	②	③	④	⑤	⑥
21. セックスの頻度	①	②	③	④	⑤	⑥

①週3回以上　②週2回以上　③2週に1〜2回　④月に1〜2回　⑤月に1回未満　⑥全くない

ーデンの学者ハイネマン氏本人が「これは東洋人には不向き」だと論文で発表しています。また、この種の質問紙では、点数制で何点以上は〝更年期障害〟と判定基準を決めている医師が多いのですが、私は点数制には問題があるとの考えで、別の考え方で判定しております。

症状のうち図の中の「２＋＋以上」があれば、問題となる辛い更年期障害ありと判定して、医学的治療の対象としています。しかしそれ以下の方でも、健康管理について、クリニックでは指導・カウンセリングをしています。

更年期から熟年期へつながる健康管理が、なぜ大切か

更年期という言葉の意義は、長い人生の折り返し点を意味していると説明してきました。しかし最近は、更年期に続く熟年期・老年期への幅広い対応の必要性が強くなってきています。

更年期が人生の変わり目と受け取られているのは的《まと》を射た理解なのですが、「思春

祥伝社新書

日本の崩壊

「衰退日本」が取るべき道とは

日本政治史と古代ローマ史、二人の泰斗が、「天皇制」「ポピュリズム」「政治と派閥」「安全保障」「国力」——五つのテーマから、日本の問題点を正面から論じ合う。歴史の教訓に私たちが学べることはまだまだあるはずだ。

東京大学名誉教授 **御厨 貴**
東京大学名誉教授 **本村凌二**

■本体820円＋税

978-4-396-11541-8

金儲けの精神をユダヤ思想に学ぶ

なぜユダヤ商人だけが勝ち残ったのか？

近代資本主義の精神をつくったのはプロテスタントではなく、ユダヤの大商人たち——羽入辰郎《はにゅうたつろう》氏の学説に触発された著者らが、ユダヤ思想と資本主義の密接な関係をさまざまな角度から分析。合理、強欲、拝金を肯定するメカニズムを世界史的視点で暴く。

副島隆彦＋SNSI
副島国家戦略研究所

■本体860円＋税
※二〇〇五年に刊行された同名の単行本に加筆・訂正し、新書版として復刊。

978-4-396-11542-5

熟年期障害——男が更年期の後に襲われる問題

60代～70代男性の体調不安は、何が原因か？

いまや「男にも更年期障害が起こる」は常識だが、これだけで終わらない。その後も男性ホルモンの急速な低下が続くことで起こるのが、熟年期障害だ。それは男性機能の減退だけでなく、頭痛、めまい、耳鳴り、動《どう》悸《き》、不眠、不《ふ》定愁訴《ていしゅうそ》などの症状をともなって、活力を奪っていく。人生一〇〇年時代、ずっと「健康男子」を維持するために何をすべきか。

医師・札幌医大名誉教授 **熊本悦明**

■本体800円＋税

978-4-396-11539-5

期」に対して「思秋期」という表現も使われるように、更年期をネガティブに受ける人々が少なくありませんでした。人生で最も活動的な年代が生殖年代であり、更年期は生き物・人間としては「盛りの時」であるのは間違いありませんが、体調が崩れる50代の更年期は、ちょうど冬に向かう秋のごとき感があるのも、また否《いな》めないことです。

閉経が昔から40歳前後なのは、生命の伝承の主役である卵子の中の遺伝子の老化が進み、奇形が生まれないように、生物学的にも昔から卵子を使う年限の期限が決められているのです。

最近晩婚化が進み、30代や40代で初産《ういざん》する方も増えています。生まれた時から持っている卵子の遺伝子が壊れないのは40歳中ごろまでなので、それ以上使えないように排卵を完全に中止する閉経年齢は40歳中ごろという神の決定は、古代エジプト時代(約5000年前)からあまり変わっていません。しかし男性のほうは精子を新しく常に作っているので、年を取ってその生産量は落ちても、かなり高齢でも元気のよい精子を作る人もあり、父親になれる人もいるのです。

しかし、残念ながらほとんどの男性は老化が進み、精子産生低下のみならず男性ホルモンの分泌もかなり低下してくるのです。前述からの男性ホルモン低下を含む体力減退が起き、更年期障害や熟年期障害が起きるのです。近代医学の進歩は、神の命題である生殖の任務を終え、更年期を過ぎた後もガンや感染症などで命を縮めなくしたために長く生きられる長寿人生を作り出しました。そこに新たな問題が生まれたのです。自分たちで作り出した長い人生を医学者は、より高いＱＯＬ（クオリティ・オブ・ライフ）で支え、意義深いものにする責任を果たさなければならなくなったのです。

その大きな命題実現のために、「攻めの健康長寿医学」が必要だと私は考えています。それは、神の定めた老いに逆《さか》らうアンチエイジングではなく、よりよく生きるウエルエイジングのための医学です。

失ったホルモンは、補充するしかない

更年期までは、生殖の役割を支えている性ホルモンで、生物学的活力が維持されています。しかしその後の、生き物としての基本的な性ホルモンが低下して生き物としての元気を失った熟年期・老年期でも、人は長く生き続けなければなりません。そこで、可能な限り生殖年代と同様の生活活性力を維持して元気に生きるには、やはり失った元気ホルモンである男性ホルモンをしっかり補充するしかないのです。

いうなれば、更年期を何となく苦しまずに通過すれば事足りるという昔の発想から脱し、人生の折り返し点で上手に体調を維持するために、低下してくる男性ホルモンレベルを上手に補充、調整し、その後の熟年期もしっかりと活気ある健康体でつないでいく、人生の連続した医学的プランを考えていかねばならないのです。

以前なら、男性ホルモンが低下すると、暖房がない冬の生活に入っていたかもしれませんが、今は医学的対応で暖かく過ごせるし、暖房の役割を果たす男性ホルモンを補充する「攻めの健康医学」でなら、スキーも楽しめるし、さらには冬でも赤道をまたいでオーストラリアの夏のように暮らせる長寿生活を送ることができます。これが現在のウェルエイジング（抗加齢）なのです。

今までは、男女も含めて更年期障害のみの治療に焦点を合わせて、辛い体調不全を治療で戻せばよく、その後は自然な成り行きに任《まか》せてしまうというのが、一般的な医学の姿勢でした。しかし、自然に任せて男性ホルモン低下症状に鈍感なまま、更年期障害の症状をやり過ごしたとしても、その後の長い年月を充分な健康を保ちつつ体調良く過ごせる可能性は低い、といえます。

問題なく更年期を過ごした方でも、当然、熟年期以降には自動車のエンジンオイルである性ホルモン低下の生理的な影響を避けることが難しくなります。しかも、性ホルモン低下だけでなく、他のホルモン分泌低下や諸機能低下も加わり、熟年期に突入していけば、いろいろな体調障害を受ける可能性があるのです。

長寿人生をいかに過ごすか。多くの還暦後の患者さんとじっくりお話をすると、みなさん異口同音に「これまで人生を楽しんできたのだから、これからの長い人生は量より質である」といわれます。

たとえ、少しくらい命が短くなっても、元気でやる気があり、生き甲斐を持てる人生を望まれています。少なくとも毎日、明日以降の未来の楽しみを描けるような元気さを維持するのが目標だといわれます。「未来」は「美来」でなければ、長寿もありがた迷惑ということでしょう。私の「攻めの健康医学」の目指すところはこの点なのです。

今問題にしているテストステロン補充が、男女を問わず、人間の積極的な生活行動活性力を支えるやる気を作り出す、重要な役割を担《にな》っています。前述したように車にたとえれば、エンジンオイルです。テストステロンが少なくなってくれば、生き物としての人間の身体全体の機能維持に支障を来《きた》している、とご理解ください。

成人期ではうつ症状、性機能低下、中年期にはさまざまな更年期障害、そしてそれに続く熟年期になると、さらにメタボリック症候群、ロコモ症候群（運動器症候群）も発症してきます。また高血圧や糖尿病症状にかなり拍車がかかってきます。これらも、エンジンオイル切れによる重大な事態なのです。

さらにテストステロン値が低くなると、男女ともに寿命も短くなるという深刻なデータがあります。男性にとって大事でも、女性には無視されがちなテストステロンですが、車のエンジンオイルと同じで、切れると命にかかわるといっても過言ではありません。

そのため、中高年男性にとってフリーテストステロン・チェックは、重要な健康管理のポイントです。ですから、一般化しつつある人間ドックで、テストステロン検査が必須であると、私は主張しているのです。なぜ検査しないのでしょうか？

更年期以降に夫婦が抱える医学的問題点

中高年男女が意識すべきは、自分たちの体の中の男女ホルモンバランスが年とともにどのように変化しているか、ということです。そして、それが夫婦にどのような心理的変化をもたらすか、です。この更年期後の内分泌変化を理解しないまま、お互いに成年時代と同じ感覚で付き合っていると、人間関係で大きなミスをおかすことになります。

そこで、もう少し男性ホルモン、女性ホルモンの男女での年齢による変化を検討してみましょう。

男性では、男子ホルモンは加齢で徐々に下降し、ことに50代頃からその下降度が強くなります。しかも、その下向には個人差が大きいのが特徴ですが、次第に低下してくるのは仕方のないことです。ところが、男性は女性ホルモン量が元々少ないので、男性ホルモンの減少変化ほど、著しい女性ホルモンの低下ダメージはありません。そのため50歳を過ぎた男性では女性ホルモン値は、同年の女性より必ず高いという逆転状態になってくるのです。女性ホルモン／男性ホルモン比が加齢で徐々に男女別のバランスが変化してきます。それが世に言う「年をとると男性が丸くなり、優しくなる」という理由なのです。

一方、女性は閉経で女性ホルモンがストンと激減します。ところが、あまり高くない男性ホルモンは、若い時からのレベルはほぼそのまま維持しているので、低くなっている同年齢の男性の2分の1～3分の1ほどのレベルは、高齢でも保っています。そのため、女性ホルモン／男性ホルモン比が低くなり男性化してくるのです。閉経後の女性は一般的に、やや男性化傾向になり、気が強くなったり、上唇に少し産毛が生えてきたりします。

還暦を過ぎた夫婦ではお互いの力関係が逆転して、女性のほうが強くなってくることが一般的に見られる現象ですが、それはこのようなホルモン比の変化で充分に説明がつくのです。そんな弱くなった還暦後の男性の元気さを戻すためには、男性ホルモン補充が必要になってくるのです。それを次章から説明させていただきます。

男女とも副腎《ふくじん》（腎臓のすぐ下にある小さな臓器）から「ＤＨＥＡ」という男性ホルモンが分泌されています。その作用は、テストステロンの男性化作用の5％程度。その作用機序に関してはまだ学問的結論は出ていませんが、多量のテストステロンがある男性ではテストステロンの陰に隠れて、それほど男性化作用を発揮しない一方で、女性ではテストステロンが低いために、ＤＨＥＡがある程度の男性ホルモン作用を発揮しています。

ＤＨＥＡは女性でも男性より少し低いレベルではありますが、男女ともかなりな量が出ていて、女性では男性ホルモン作用を発揮しているのです。成人期は女性ホルモンのエストロゲンの量が多いので、あまりＤＨＥＡの男性ホルモン作用は出ないのですが、そのエストロゲンが更年期で急減すると、その作用が出てきてエストラダイオール／テストステロン（男性ホルモン）比が０・０５にも戻ると、そのＤＨＥＡの男性ホルモン作用も表面化してきます。

それにより男性力は少ないのですが、女性の男性化を後押ししています。更年期が過ぎると、女性でも鼻下に薄い髭が生え、時々髭剃《ひげそ》りが必要になり、男性ホルモンの作用も加わって更年期後の女性のほうが、気が強くなってくるのです。

一方男性は、元気ホルモンである男性ホルモン量が徐々に減退してくることで、少しずつ気弱になり、優しくなってくるという傾向が出てきます。これは、みなさんもご家庭で経験されているかもしれません。

内分泌学的事情により、更年期頃から女性側は気が強くなり、男性側は気が弱くなって、夫婦間の力関係が少しずつ変わってきます。奥さんが旦那さんより気性が強くなってくる逆転現象も、ホルモンの影響です。これは、実際によく聞く話です。私の講義を聞いた女子大生が「家の両親もそうです」と感想をもらしていました。

この体内の内分泌条件の変化が、更年期後の定年で社会から、日常で家庭の共同生活に回帰してきた男性に対して、その生活の長年経験ある妻側が、成人期とは違って女性優位の姿勢で対応してくる可能性を高めているというわけです。

更年期の夫婦が抱える社会的・文化的な問題点

日々の新聞の読み方は夫婦でかなり違いませんか？

通常、夫は第一面の政治や経済記事から読み始めるはずです。そして、妻は三面記事か生活記事から読み始めるのが、一般的ではないでしょうか。妻が政治・経済記事に目を通すことはあまりありません。同じ日常生活を過ごしていても、関心事が大分異《こと》なり、何となくすれ違いがあるのです。これは重要な問題点と考えています。

そしてまた、女性は昔からの友人と、電話などを含めてよく交流を続けている人が多いのですが、夫は会社関連の付き合いがメインで、定年になり社会生活から離れると、交流が途絶《とだ》えます。しかも、近所の日常的な付き合いも増えないのが一般的な状況といえます。

このように細かな点を挙げてみますと、夫と妻とでは持っている視点や範囲が異なることが目立ちます。同じ趣味を持つなど共通のテーマを作ることの必要性が説かれているのはこのためと考えています。

注目すべき面白いデータがあります（**図5**・83ページ）。若い世代では夫・妻ともにお互いを恋人として愛する対象として思っている人の割合が高いのですが、**図5**に示すように40、50、60と年齢が上がるとともに、男性側はその割合があまり変わらないのに、女性側は相手を同居人と思っている率が上がっていきます。男性には恋心は残っているが、女性にはあまりないようです。女性は夫より、むしろ仲の良い女友だちと過ごすほうが楽しいのでしょう。

しかしますます高齢化する社会では、男女関係についても考え直さなければ、男性側は孤独を深めていくばかりです。

私が思うに、問題を深めているのは日本に「ペア文化」がないせいではないでしょうか。日本の社会では、若い年代から社会生活や仕事だけでなく、日常生活でも、ほとんど夫婦別々に暮らしているように見えます。たとえば、夫の職場の同僚の奥さんと交流があるという方はいらっしゃいますか？　ましてや、夫婦同士で付き合うこと自体が少ないのが現状ではないでしょうか。

海外では常にペアで動いています。会社の行事にも家族単位で参加するのが常識ですし、パーティはペアで集《つど》います。夫婦で出かけるために、小さいお子さんをベビーシッターに預けることも珍しくありません。

［図５］ 中年夫婦（401組）の相互関係（熊本調査）
（パートナーをどう思っているの？）

相手をどう思っているか	恋人 夫／妻	友人	同志	同居人 夫／妻
45〜49歳	30／11	11／14	30／38	10／19
50〜54歳	18／11	9／9	36／44	15／16
55〜59歳	15／8	11／8	50／43	8／15
60〜64歳	21／8	8／13	32／42	13／29
合計	21／11	10／10	36／43	11／18

（夫の人数／妻の人数）

そしてパーティでは、仕事上の上下は無関係です。たとえば、私はアメリカで、大学の学長も運転手もパーティで気楽に会話していたり、夫婦ばかりでなく恋人連れもいて、ちょくちょく相手がチェンジしていたのにも驚かされるという、楽しい思い出があります。

日本には、このようなパーティもないし、パーティがあっても子どもをベビーシッターに気楽に預けられる仕組みもありません。海外ではペア文化がしっかり根付きながら、夫婦で成人期を過ごしつつ、お互いに共通の社会性を持つことができているのです。その上、女性も男性も、両者の話題に関心を持ち、自然と情報を共有しているのは、見習うべきことだと思います。そうすることが夫の仕事以外のコミュニティーともつながっているのです。ペア文化は、高齢化社会の日本にもあればいいと思います。

ただ、ペアで仲が悪いとパーティに出席もできないので、離婚率も高くなり、家庭内離婚状態を引きずったあげく、熟年離婚でやっと別れたというエピソードも聞きます。でも、やはり夫婦で過ごす風習がないと「夫はもうたくさん」などという、日本風中年女性の常識的な発言はなくならないかもしれません。

ただこれも言うは易《やす》く、行うは難《かた》し、です。

ではどうすればよいのでしょう？　パーティが開けなくても、身近なカップルをお互い、家に招待してみることです。これが、ペアでのコミュニケーションの第一歩。手っ取り早いので試みてください。たいていは奥さんから、「こんな家に人を招くのは……」とか、「準備が大変だから」との反論が出ると思います。

でも、飾らずに、料理もそれこそ何でもいいのではないでしょうか。訪ね合って、ペアで楽しい会話を通しての交流を持つ。子どもが参加するなら、それはそれで面白い関係が深まるはずです。気取らない体裁《ていさい》なしの関係を、職場の仲間と始めてみるのはいいことだと思います。自宅に招かれるというだけで、親密度は増しますし、ペアでの交流こそが更年期以降の夫婦の問題解決のひとつの道になるでしょう。

近所の女性同士の集まりとは質の違った集まりで、家庭内で夫婦バランスを調整すれば、それが生活の広がりを成す鍵ともなると言えましょう。勇気を持って試みてください。それさえもできないのなら、夫婦一緒での社会性のある交流などは不可能でしょう。

とはいえ、この意見を取材に来た女性記者に話したところ、「とても重要でその意義は認めますが、現実に実行するのは大変ですね。どうしたらいいのでしょう？」といったような返事をされるばかり。やはりハードルが高いかもしれませんが、解決策をみなさんも考えてみてください。

とにかく、中高年代男女が生活上で社会性と日常性との調和をとるためには、若い年代のうちから生活設計を考えて人生を過ごしていかなければならないということです。日本の伝統的な生活文化の改革も、長寿人生には必要だということを忘れないでください。

このように、更年期には夫婦間の心理的な問題点とともに、その年代の抱える医学的問題にしっかり対応しなければなりません。このことが、その後に30年以上も続く熟年期や老年期につながる医学的ケアの問題ともなっていることも、しっかり忘れないでほしいものです。長寿化時代になって、更年期・熟年期がかなり人生にとって重要な年代になってきているということを、その年代の男女方はぜひ認識を改めていただきたいと願っております。男性ホルモンと女性ホルモンの働きを知ることが、シニア世代にとって大切です。

21世紀はQOL文化の時代です。仕事中心で生活する若い世代では、社会的問題や健康問題などに目を向けて日々を過ごすのは無理かもしれませんが、人生の折り返し時期である更年期以降は、家庭生活周辺の問題ともよく考えていくべきでしょう。医学だけでなく社会学ともしっかりと結びついた体系づくりが必要です。

第三章　深刻化する熟年期障害

60代、70代に顕在化する、続更年期障害

かつては還暦に赤いチャンチャンコを着て、お祝いされました。その後は〝余生〟であった時代は、すでに過去のものとなりました。60歳以上の熟年期の人口が、わが国の人口の3分の1を占める超長寿化時代。今や政府が音頭をとって「人生百年時代」「一億総活躍」と、健康長寿のための生活習慣病予防や運動促進を精力的に推進しています。

とはいえ、高齢者の多くが必ずしもそれだけで、成人期と同じやる気や活性力を維持できるわけではありませんし、高齢者に元気がないということは生物学的には避けられない課題であります。

最近、還暦後から90歳までの、更年期に続く熟年期の体力減退・体調不全を、老年医学会では、「プレフレイル」と「フレイル」とに分けて呼ぶようになっています。

第二章で紹介したように、フレイル（FRAIL）の意味は「虚弱」です。しかし、それではあまり印象が悪いので英語そのままの「フレイル」として表現を和らげてい

るようですが、還暦以後の熟年期の体力減退による症状であることには変わりはありません。

その症状を挙げてみましょう。

◎プレフレイル（前期高齢者・60歳〜75歳）

1　日常生活活動量の減退

2　主観的疲労感の強さ

3　やる気の減退のひどさ

4　歩行速度の低下

◎フレイル（75歳以上）プレフレイル症状に加えて

1　体重の減少

2　筋力の低下

3　身体のいろいろな能力の低下（このフレイルは、ロコモ症候群ともいえるものです）

4　記憶力の低下、健忘症傾向が強くなる

フレイルは、老年医学や内科学では人間生理の根本である、個人の命を守る生理（遺伝子管理）の衰《おとろ》えとして捉《とら》え、その機能低下を予防するために、次のように啓蒙しています。

●運動をしなさい

●栄養管理をして、メタボを予防しなさい

●地域社会との関連した活動をしなさい

しかし、私の臨床経験からすれば、そんな簡単な対策ではフレイルは解決できません。それは医学生理的な体力減退が重なって起きているからなのです。

いわゆる熟年世代の健康長寿は、自分の思いや行動だけでできる簡単なものではありません。そもそも「やる気」を出す元気ホルモンである男性ホルモンが欠如していれば、運動する気にもなりません。エンジンオイル不足では車は動きません。

男性ホルモン低下を重視する立場から、熟年期の健康問題を考えていきましょう。前述した、プレフレイル、フレイル症状はまさに、熟年期の男性ホルモン低下症候群そのものと受けとれる症状です。

女性でも、閉経後は女性ホルモンが減少するのは当たり前ですが、同時にその原料となる男性ホルモンまでも低下してきます。男性ホルモンは閉経後の女性の元気をサポートするものですから、男性ホルモンまでも低下している女性は、フレイル症候群が出てくるのです。

熟年期に入ると、夏に当たる成年期が過ぎ、気温が下がる秋には、男性ホルモン低下がはっきり目立つようになります。これを医学的、臨床学視点から重視しなければならないのです。

更年期障害は、その年代の方々に見られる生活ストレスから精神的な症状が強く出ますが、より加齢した熟年期になると、ほとんどの人が全身にわたる健康問題が顕著になってくるのです。

面倒くささ、疲れやすさ、生活活性力の減退、生活リズムの乱れからくる睡眠障害などの体調不全、それらの集まりがまさに「熟年期障害」であり、多くの高齢者を悩ませる「フレイル」なのです。

熟年期障害の症状発症の背景には、男性ホルモンの低下のみでなく、更年期時代よりさらに複雑な生体リズムの乱れや、加齢による強い酸化ストレス、活性酸素（フリーラジカル）による細胞レベルでのミトコンドリア機能障害も大きく加味されてきます。

患者さんには、Aの生理（遺伝子障害）、Bの生理（男性ホルモン低下）、それに重なるC（細胞ミトコンドリア障害）の3つの問題点が全面に出てくるのです。この流れを私は次のように説明しています。

会社組織として、会社の経営方針を示す、いわば本社機能は、Aの遺伝子コントロール機能の問題です。その方針を支店幹部に伝達する情報・指針が、Bの男性（元気）ホルモンや女性（愛情）ホルモン支配の機能です。さらに、支店幹部を指導して支店の活性化を作り出す指導をします。ところが、そこで活躍するCのミトコンドリア機能が問題なのです。支店の営業社員がたるんでしまうと、会社全体の利益が上がらなくなるようなものです。全身の細胞の中のミトコンドリア機能の低下を抑えるのも実はBの仕事、つまり男性ホルモンの役割なのです。

ここまで、このBの、第一線の支店の機能コントロールする男性ホルモンの意義が大事と解説してきました。いうなれば本社と支店を一体化、活性化する基本であると力説しているのです。

ところが現在、医学界での加齢対策の啓蒙の中心は、いまだにAのみがメインです。生活習慣病対策的な運動・栄養管理などの本社機能に偏《かたよ》りすぎているのが問題なのです。本社の経営方針をスムーズに支店幹部に徹底させて、営業をしっかり指導させるようにしなければ、会社経営は成功しない。それと同じことなのです。まさに熟年期障害は、本社情報を支店に伝え、社員を活性化させるホルモンの問題がカギとなるのです。

男女とも、男性ホルモンで再度の活性化が可能

男性ホルモンによる生活活性力の効果を強調してきました。ところで実際に、理論通りに、中高年者たちの体調不全の現状を改善し、更年期や熟年期の男女を完全に若返らせ、元気で幸せにすることができるのでしょうか。

私は、東京丸の内と銀座に開設している自らの男性医学外来を「熟年期未来塾」と名づけています。

人間、どうしても歳を取ると、若い年代とは違い、明日への期待より、今日を生きることに精一杯になってしまいます。人生は明日の未来があってこそ。今日から明日への生活行動力、活性力を増進し、「やる気を生む医療」を実現するという思いを込めた「未来塾」です。ここでは「攻めの健康医学」の治療に取り組んでいます。「未来」を「美来」とするのが目標なのです。

歳を取ると、単に男性ホルモン力が低下するのみでなく、熟年期は加齢が進んで、個人差はあるものの体調の乱れがいっそう激しくなります。夏の台風のような更年期より、気温低下も進むので、熟年期の秋雨のほうが対応も難しくなってきます。乱れ始める生体リズムを修正し、さらに減退している他のホルモンの変化・修正に対応するなど、性ホルモン減退の周辺にある医学的問題を考えた総合的な医療が求められます。

現在は、更年期障害以上に、より高齢の熟年期障害への医学的対応が、さらに複雑化しているのを感じています。外向性元気ホルモンである男性ホルモン力の増強を主たる治療としていても、さらに生体リズムの調整も必要なことも多いと、私は臨床経験から信じています。

繰り返しますが車でいえば、とにかく走るためにはまずエンジンを動かすエンジンオイルをしっかり充満させ、エンジンを動くようにすることです。そしてエンジンの機械的問題、さらにタイヤ、シャフト、ベルトの問題、またガソリンの問題、そこから進んでインテリアや車体の管理調節へと点検が進むわけです。

ただし、何といってもエンジンオイルあってのエンジン作動。それがなされて初めて、それから先を走る機序を支えるタイヤをはじめ、多面的な対応が重要事項となります。やはり始まりはホルモン補充をやること、それが男性ホルモン（元気ホルモン）であることを、私なりに経験を中心に、具体的に説明していきます。

女性にも必要な男性ホルモン

不思議なことに、産婦人科学では、女性ホルモンが男性ホルモンから作られているという大事なことを、なぜかしっかり教育していません。現在の産婦人科学会や内科学の教科書にさえ、女性におけるテストステロン（男性ホルモン）の記載は、まったくありません。なぜか無視されているのです。これは、女性におけるテストステロンの意義を理解していない、現在の医学のおかしな流れゆえといえます。

排卵日には女性ホルモンが急上昇します。そのため、その日はベストな体調なので、いい仕事ができる、いわば女性の勝負日といわれています。しかし実はその裏に、テストステロンの上昇があるのです。女性ホルモン上昇は排卵現象と関係があるわけですが、排卵日に女性の外的生活活性が上がるのは、その前段階のテストステロンが高く上昇しているからなのです。

女性に男性ホルモンを投与した後には、驚かされても驚き方が少ないとか、社会的に活躍している女性は男性ホルモンが高いとか、女性における男性ホルモンの生活活性力や行動活性力との関連性については、すでにいろいろな報告があります。内向性のホルモンである女性ホルモンだけで元気さを支えているかのように婦人科の先生が認識されているのは、まったく腑《ふ》に落ちません。

産婦人科の先生は、女性の更年期症状改善に男性ホルモンはたとえ有効でも、男性化の副作用が強く出るのでよくないなどとして、女性への男性ホルモン投与に反対し

ていらっしゃいます。しかし、その治療報告をよく見ると、睾丸の機能に異常がある
ため男性ホルモン分泌がほとんどない病気である類宦官症《るいかんがん》男性への男性ホルモン治療
と同程度の、多量の投与量を注射しているのです。当然の結果として男性化現象が出
てしまいます。もう少し、男性ホルモン学をよく学んで投与量も加減して使ってほし
いものです。

女性のテストステロンレベルは男性の5分の1〜10分の1で足りる少ないものなの
に、女性への投与量が多ければ、投与量なりの男性ホルモン力を女性が発揮してしま
います。治療の初めは男性ホルモンで皮脂分泌が増加するので少しニキビが出ますが
そのくらい補充し、その有効性を確認した上で、その後はかなり投与量を低くして治
療を続けなければなりません。効果が出てきたら、もっと少量で治療すべきなので
す。

更年期症状が強い人でも、初めはテストステロンデポ剤125㎎を2週に1回の投
与でも、症状改善に応じて、投与量を半分、さらに3分の1と少なく、しかも投与間

隔を延ばし副作用が出ないように治療すべきなのです。まさに担当医師のさじ加減が必要です。

体調・健康度を評価する「ＳＦ36」の効用

現在の医学は、健康保険診療の検査中心で、たとえばガンなら、この数値が高い・低い、この判定が陽性・陰性との検査所見だけを見ています。若い医師の中には、患者の顔を見ないで、机上のコンピュータのデータだけを見て、「あなたは、病気ではないので、健康です」と、診断対応する方もおられるようです。そのような対応を受けた方々が、私の外来で憤慨《ふんがい》をあらわにしながら体調不全を訴えられます。

中高年者の方の体調不全を判定するには、全身的な体調、生活感などから、総合的にその健康度を見ていくことが、健康医学には必須です。ですが、健康度を明確に数値化して判定することは実はかなり困難なのです。今の多くの医者は健康を数値でとらえるため、これまでもいろいろ出ている症状を聞き出す質問紙で、患者の訴える主訴の程度をチェックし、総合的に何点だから問題があるとかないとかで、健康度を捉《とら》えていました。しかし、それでは体調不全の詳しい内容はわかりません。それで私はいろいろ検討を加えて、健康度〝生活活性力〟を総合的に判定しています。

そのようなアバウトなものを明確化したいために、私は京大・福原俊一《ふくはらしゆんいち》教授が紹介している国際的なチェックシステムである「SF36」の日本版を用いています。これは今まであまりやられていなかったものですが、その所見を円型の図示化することによって、視覚的にも、それぞれの症状の裏側にある健康度を総合的に可視化できます。それは患者さんにも医師にも、非常にわかりやすい円グラフなのです。

以下の各項目を自分でチェックして、100点満点の方式で判定し図示化しています。

①朝のエレクト

②身体機能
③日常役割機能（身体）
④体の痛み
⑤日常生活機能（精神）
⑥心の健康
⑦社会的健康感
⑧社会生活機能

参考のため、熟年期障害例の初診時所見と男性ホルモン補充治療で、体調が回復した患者の図（図6・105ページ）を示します。体調が悪いほど最初の図の円は小さく、治療で体調が回復すると健康度を示す円がだんだん大きくなって、丸くきれいな円になります。円が「花丸」になれば体調が回復し、健康度満点になったということです。

「SF36」質問紙記入は20分前後でできます。その回答をコンピュータで図式化し、それを見ながら体調不全の状態や治療効果を判断していきます。医師も患者さんも、その図の円の大きさから、自分の健康感と、その治療効果が一目瞭然で理解できるので、臨床上きわめて有用な診断法として愛用しています。

たとえば、サプリメントなどの新聞・雑誌の広告記事で、「体調が改善した」と宣伝していますが、具体的、客観的にどの程度の改善なのかわかりません。美辞麗句《びじれいく》を並べた表現があふれていても、効果度の医学的な判定はできかねます。疑い深い私は、そのようなものは信用ができません。ですが、この図での評価は、国際的・学問的な分析で、客観性が高いものです。

私はこの図を作成するようになってから、患者さんの初診時の体調から、治療による推移までを図の上で視覚的に確認・判定でき、患者さんとともに見ながら、治療経過を追っています。この方法が健康医学の臨床現場に広く普及すれば、より患者さんに合った治療体系を検討できるようになると思っています。医師の方はぜひとも検討してほしいものです。

［図6］SF36所見の治療による変化
（下位尺度得点：0〜100得点）

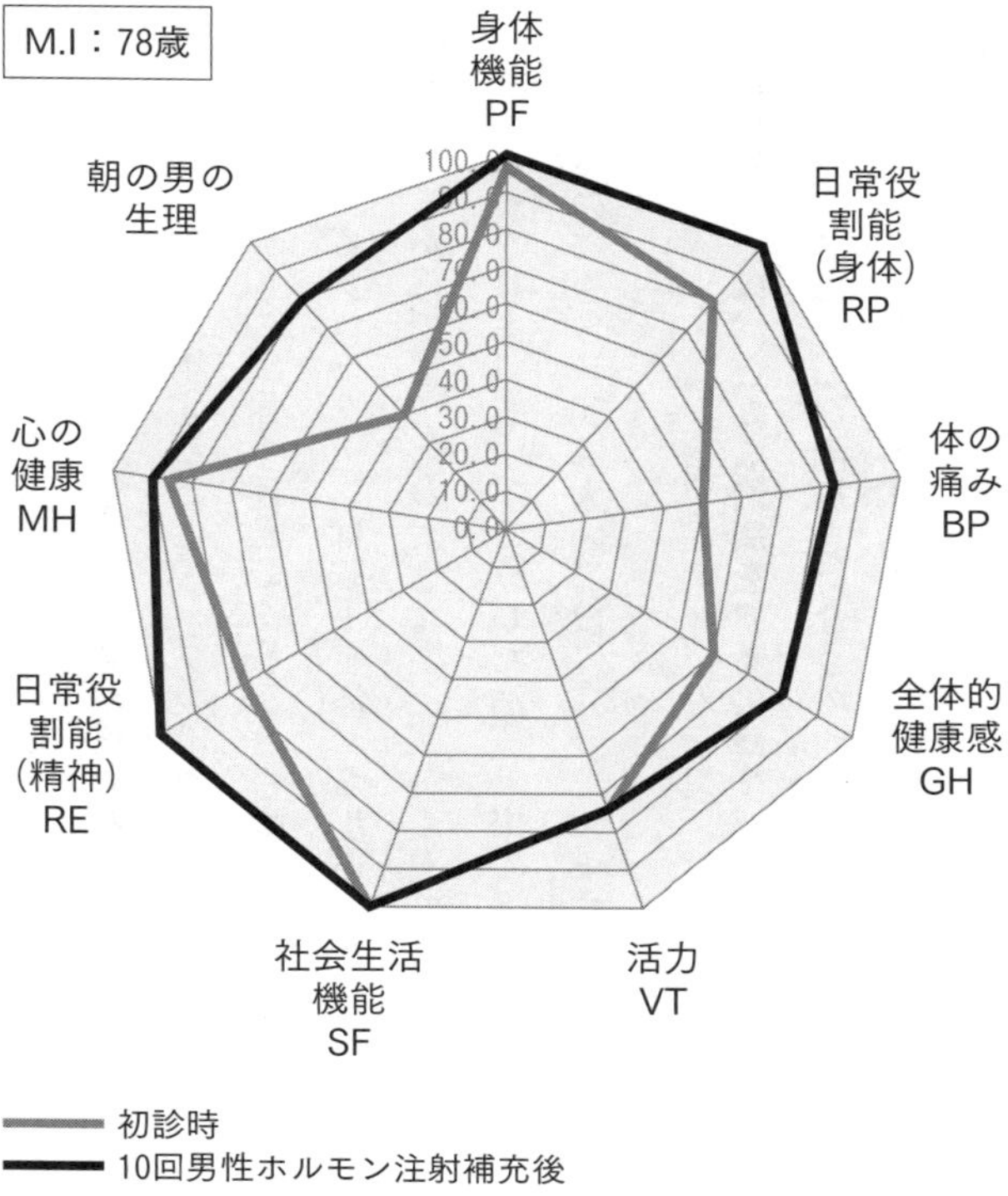

治療で数値が大きくなってきた

最近は、臨床現場で、盛んに前立腺肥大症予防のためのアボルブとか、ハゲ治療のプロペシアなど、男性ホルモン剤を抑《おさ》える薬が使われています。また体調障害治療にデパスなどの抗うつ剤を服用することで、プロラクチンというホルモンが高くなり、男性ホルモンの低下がさらに強く起きてくることも臨床的に明らかになっています。脱刺激ホルモンであるプロラクチンは脳下垂体《すいたい》から出るホルモンで、男性ホルモン作用をさらに抑制するからです。そのような場合、かえって体調を崩し、円が小さくなってしまうことがかなりあります。こうした治療効果の話を患者さんにも状況をわかりやすく説明するのにもSF36は大いに役に立っています。

更年期・熟年期外来では、どんな治療をするのか？

実際に、男性外来ではどんな治療を行なうのか。このことは、みなさんの一番の知りたいところでしょう。私の更年期・熟年期男性のための健康医学の現場を、簡単に紹介しましょう。

残念ながら、現在の保険診療医学では認められていない検査を、まず行なわねばなりません。「攻めの健康長寿医学」を実践するには、より広い視野と多様な検査が必要なのです。やむをえないところです。

保険適応外なので、少し費用はかさみますが、健康長寿のためと思えば、実はリーズナブルになるはずです。１度や２度のレストランでの外食を我慢すれば、将来の医療費を削減できます。保険診療は、重症の病気の有無《うむ》の検査が中心で、体調不全などのレベルの検査は残念ながら認められていないのです。

私の外来で実施している検査をご紹介します。

Ａ　ＳＦ36や熊本式症状チェックの質問紙及び性機能・排尿関連の質問紙の記入

Ｂ　動脈硬化度チェック（ＰＷＶ）・握力検査

Ｃ　赤血球を含む一般血液検査・生化学検査（前立腺及び糖尿病関連のＰＳＡ・Ａ１ｃも含む）、各種ホルモン検査（これが非常に重要!!）――トータル＆フリーテ

ストステロン・DHEA（副腎からの男性ホルモン）・IGF‐1（成長ホルモン）・エストラダイオール（女性ホルモン）・LH・FSH・プロラクチン（脳から睾丸を刺激するホルモン）

D　腹部の診察と男性性器の診察（陰茎チェック・睾丸サイズチェック・前立腺診察）

E　血圧・骨密度検査

まずは、健康度チェックから始めます。質問紙に記入してもらい、ゆっくり患者さんの話を聞きます。時間をかけて体調、ことにやる気や生活行動活性、睡眠などについて詳しく問診した上で、さまざまな検査を行ない、これらの検査所見をもとに診療方針を決めていきます。また、歩き方もチェックします。

基本は、熟年期障害でも、更年期障害と同じく、エンジンオイル的役割をするテストステロン剤の注射投与から始めます、ホルモン剤を筋肉に注射します。ただし、より高齢の熟年期障害症例ではそれだけでは不十分で、さらに生活リズムの調整など、付加治療が必要になることが一般的です。

ベーシックなテストステロン補充・投与は、現在、健康保険治療ではテストステロンデポ剤250㎎、2週に1回補充まで可能で一回につき数千円です。しかし、高齢で症状が重い場合には、毎週投与が必要になるケースも少なくありません。私は、細胞内のたんぱく質の立体構造が加齢による崩れが厳しいと推定される場合に、その対応をしています。

一般的に学会で報告されている治療報告は、保険適応基準に沿った治療のためか、更年期・熟年期・老年期を含めたLOH症候群のテストステロン補充治療の有効率は、約6割程度と一般的に報告されています。約3分の1には無効という現状を、仕方ないと思うか否《いな》かの選択問題です。「保険診療の限界と諦《あきら》めるべき」か、または「新しい攻めの健康医学を取り入れるべきか」は、医師の選択、そして何より患者さんご自身の選択にかかっているわけです。

1回きりの人生で、自由診療を選ぶか選ばないかは自分次第です。古い医学を正当とする保険診療規約に縛りつけられて、辛《つら》い日々を送ることに意義があるのでしょうか、と私は主張したいのです。新しい健康医学の進歩についていけない現在の保険診療の枠《わく》から勇気を持って踏み出すことも、新しい時代を生きる秘訣と思っています。

実際に保険診療枠で改善しなかった熟年期症例（おそらくたんぱく質の歪《ゆが》みや乱れが強い人）には、2週に1回でなく、2～3カ月は毎週注射投与することで、血中フリーテストステロン濃度を若い元気な大学生並み（フリーテストステロン値30～40pg／mℓ）に長期的に維持して、細胞を可能な限り活性化しないと、元気さが戻らないことが多いのです。こうして、高齢で乱れの多い細胞内のたんぱく質の立体構造をしっかり修正・保持すると、元気さは回復します。

この症例では初診の円グラフが小さい方に2週に1回投与したところ、少し大きくなりましたが、なかなか満足にいかないことがわかります。そこで毎週補充を行なったところ急激に円グラフが大きくなりました。男性ホルモン投与量は治療の重要ポイントになりますが、何度も申し上げるように医師のさじ加減です。

実際、ことに75歳以上（後期高齢者）で、そのたんぱく質の歪みが強いと推測される症例で、その保険適応治療に反応しなかった体調不全が、しっかり改善してきています。自由診療で、治療有効率を8～9割に上げている経験から、「攻めの健康長寿医学」の意義を主張しておきます。

そして、たんぱく質の乱れの強い高齢症例にはテストステロンのみでなく、朝のエレクト回復のために、シアリス（PDE-5抑制剤・1日おきに10㎎）の服用を追加することもあります。さらに睡眠の中途覚醒改善が得られないときは、メラトニン（副交感神経刺激）やレスタミン（ヒスタミン交感神経抑制）の併用もします。睡眠剤は極力避けていますが、やむをえないときは短時間作用のマイスリーを投与します。

これらも、医者が細かい配慮、さじ加減をすることが、熟年期・老年期症例では必要になります。

さらに話を広げれば、男性ホルモン補充によって、糖尿病症例でも、なかなか下降しなかった糖尿病の診断基準であるヘモグロビンA1c（HbA1c）が下がった報告があります。私自身もかなり良い治療成績を持っています。糖尿病の方のほとんどは血中フリーテストステロン値が低下しているのですが、現在のわが国の糖尿病外来で、それを測定し、修正する医学的対応は、ほとんどされていないことが残念でなりません。また認知症予防にもテストステロン投与が有効という報告や、高齢者のメタボやロコモ症候群の治療にも、テストステロン補充療法の有効性についての研究報告があるのも知っておいてください。

なお、1年近くホルモン補充を続けても、まだ男性ホルモンの低下症状改善が見られない方は、より複雑になりますが、テストステロン・レセプター（受容体）が弱いという可能性があります。その受容体検査は高額ですが、やむをえない際には実施しています。その場合はより大量の男性ホルモンを注入する必要が出てきます。補充テストステロンの投与期間・投与量を加減しながら、根気よく治療を行なっていきます。

加齢現象とされている諸々《もろもろ》の症状の裏に、車のエンジンオイル的なテストステロン低下が根本にある事実を中心に検査し、明らかになった問題を「攻めの健康長寿医学」で正しく対応しなければならないのです。

健康長寿は、よく新聞・雑誌で勧《すす》められている運動や栄養管理だけでは叶《かな》いません。それはあくまでもサポート手段であることを忘れないでください。

現在の医学界では、男性ホルモン療法が、男女両側にとって非常に重要であるという認識がないのです。

男性ホルモン補充の効果を検証する

男性ホルモンが低下すると更年期障害として、いろいろな自律神経失調症、代謝障害からメタボリック症候群を招き、さらに熟年期障害になると、かなりなやる気低下、疲労感、体力減退、ロコモティブシンドローム（ロコモ症候群）、筋力低下、骨粗しょう症、免疫能低下、認知症、アルツハイマーにまで、病態が進んでいきます。そういった患者さんが男性ホルモンを投与したことで、どのような臨床的な効果があるか、具体的にお話しします。

更年期・熟年期障害で悩まれる患者さんに、男性ホルモンを投与すると、うつ的症状、脱力感が改善します。同時に赤血球・骨密度も増えていました。

こんなに大事な医学的新知識が、わが国の中高年者の体調不全治療で知られていないのが、私には大いに疑問です。男性ホルモン医学の啓蒙《けいもう》が、人生100年時代に急がれています。以下が臨床効果の事例です。

◆うつ症状が改善

53歳男性、うつ状態になり心療内科を受診。男性ホルモンをチェックしないまま、うつ病として診断され、抗うつ剤を処方されました。長期に抗うつ剤を服用していましたが、症状は改善されず、健康度も落ちていくばかりでした。

その方に対して抗うつ剤を止め、男性ホルモンを投与するとSF36の円グラフが改善されました。行動活性も増え、ゴルフもカートでなく歩きながらできるほどまで、元気が回復しました。

ただ問題は、関節痛である肩の痛みが男性ホルモン投与だけでは、充分消えずに残っているために、円グラフの身体の痛みのグラフ部分の得点がなかったことでした。この肩関節に対する治療については、ここでは詳しく述べられませんが、ミトコンドリアなどの局所の免疫機能低下によって起きてくる身体病状と考えられ、水素の局所注入治療などを行なって改善しています。このようにさらに新しい治療法で慎重に実施すれば、今後の健康医学として重要な治療学になるはずです。

国際的な男性ホルモン治療報告によりますと、男性ホルモンを投与することによってうつ的症状が改善し、社会的活性度が回復、自信も回復、疲労感も少なくなっています。

もしもこのような症状を放置しておけば、うつ状態が強くなって、時には自殺にまで追い込まれることもあります。ストレスの多い生活をする中年男性の自殺率が女性より優位に高いのは、強度の反応性うつに追い込まれるような生活条件で暮らしている人が多いからでしょう。

◆糖尿病が改善

前述しましたが、現在の日本の糖尿病外来や人間ドックでは男性ホルモン（フリーテストステロン）検査は行なわれていません。当然、男性ホルモン低下に対する補充療法もされていないわけです。この糖尿病症例は高名なある大学の糖尿病外来で、通常の治療を受けているにもかかわらずＨｂＡ１ｃがなかなか下がらず、体調も良くないとして、私の外来に来たケースです。

調べてみると男性ホルモンの低下があり、それによって体調不全症状が出ていました。そこで、男性ホルモンを投与すると、ＨｂＡ１ｃが８・２から６・６台にまで下がりました。しかし、「男性ホルモンはいろいろな障害を起こすのではないか」と家族に強く反対され投与量を半減したところ、またＨｂＡ１ｃは戻ってしまったのです。そこで、男性ホルモン投与量をまた上げて再開するとＨｂＡ１ｃは下がりました。ＳＦ36でも、男性ホルモン投与で円グラフが大きく広がっていることが示されました。

2型糖尿病に関しても、男性ホルモン低下で、インシュリン抵抗性の改善が起こります。糖尿病は一般的に栄養管理が悪かったり、運動不足で起きると指導をされていますが、ほとんどの症例で男性ホルモン低下によってインシュリン抵抗性が高まることが明らかになり、糖尿病発生の重要な原因とも考えています。現在の日本の医学界で、この点が無視されているのが残念でなりません。

海外の報告は多く、日本でも実際に京都府立医大の福井道明教授のデータによりますと、各年代において糖尿病の患者さんの男性ホルモンは低いことがわかっています。その方たちの治療に男性ホルモンが必要なのです。

糖尿病と並行して存在する内臓脂肪肥満も、先ほども言ったように運動不足、栄養管理不全で内臓脂肪がたまり、それでインシュリン抵抗性が高まると言われています。これも実は加齢によるテストステロン低下によってインシュリン抵抗性が高くなることが見過ごされているわけです。糖尿病の方は、自分からぜひ医師にフリーテストステロン測定を申し出てみてください。

◆やる気が復活

更年期障害で私の外来に来た症例です。内科医に相談すると「運動が足りないから運動しなさい」と言われたそうです。「運動する気が起きないから医者を訪れているのに、運動しなさいと言われた」と、私の外来に来られたわけです。その方に男性ホルモンを投与すると、やる気が回復し、やっと運動する気が出て、まじめに一生懸命に運動し、ジムに通ってしっかりトレーニングしたら、肥満していた身体が筋肉質になったのです。男性ホルモンあっての運動であり、筋肉発達であることを証明しています。

男性ホルモンで復活した患者さんたち

理解を得るために、何名かの患者さんの声を紹介します。

◆78歳・男性

「元気がないから男性ホルモン投与を受けたいけれど、いろんな問題を起こすのではとの心配もありました。ですが、なんとかして元気を回復したいと心に決めて、男性ホルモン投与に踏み切りました。そうすると、うつ的な精神状態が回復して、積極的で前向きになれるようになって、身体も元気になり、体力もついてきました。夜中の中途覚醒も改善し、朝のエレクトにも気がつくようになって、男として生き物として自信も蘇《よみがえ》ってきました。今までの自信喪失が嘘のようで、新しい人生を得られたと感じています」

◆68歳・男性

「男性ホルモン投与を始めたことによって、朝まで中途覚醒がなくなって熟睡できるようになりました。朝のエレクトが回復して、自信も取り戻せました。運動しても体調がいいので、先日フルマラソンを最後まで走り切り、周《まわ》りの人に感心されたほど元気になりました。筋力がつき、体重も増えました。集中力も回復し、男性ホルモンの大いなる福音を味わっています」

治療した人たちのＳＦ36を見ると、その改善変化は一目瞭然です。攻めの健康医学の成功例です。

はじめは男性ホルモンに対して疑念を抱いている方もいらっしゃいますが「新しい人生を味わうために積極的にやるんだ」という人生観で投与に踏み切り、充実した熟年期を過ごしておられます。人生哲学的健康長寿医学とも言える攻めの健康医学は、現在の保険診療医学より進化しているのです。

また、「前立腺がんの患者さんに男性ホルモン投与するなんてとんでもない」という批判もあります。しかし、前立腺がんの腫瘍マーカーであるＰＳＡ（前立腺特異抗原）の抑制が長期にわたってきちっと管理されている症例のほとんどは、テストステロン低下症状で、著《いちじる》しく元気さや生活活力が低い方が少なくありません。

なんとか体調改善ができないかと訴え、長期抗男性ホルモン治療中の前立腺がん臨床例の方がよく来院されます。話し合いの上、ＰＳＡが上がらないような投与量で慎重に男性ホルモン投与をすることで、みなさん体調が回復してきています。これはまさに〝人生は量より質〟という人生哲学の医学として、患者さんの納得の上で実施しております。これは諸外国ではすでに検討されている治療ですが、やはりこれも日本では無視されています。

また、抗がん剤でフリーテストステロンが低くなった若い白血病の患者さんも、前述の前立腺がんの人たちと同じように、ＳＦ36の図が小さな円グラフであったのが、男性ホルモン投与によって円グラフが大きくなって、ほぼ完全に健康を回復しています。これこそまさに人生哲学的な立場からの「攻めの健康医学」として、患者ご自身との話し合いの上で、これから重要になると思っています。

さらに、がんの手術後に強力な抗がん剤治療を受け、SF36の円が非常に小さくなっている方が、男性ホルモン投与で円が大きく広がり、元気さを取り戻してよろこんでおられる症例もあります。

ホルモン補充は「老眼鏡」と同じ

多くの医師がホルモン補充に賛成しないのは、ドーピングの話などからいまだに「男性ホルモン悪役説」が医学界にはびこっていることが原因と言えます。

これまで私が男性ホルモン補充をした多数の患者さんで、副作用を起こした人は、一人もいません。慎重に検討した、安全運転での治療には問題はありません。

それでも納得されない患者さんには、私はこんな質問をします。

「あなたは、自動車に乗りますか？」

すると、患者さんはたいていこう答えます。「ええ、もちろん乗りますよ」。

「飛行機にも乗りますか？」

「もちろん乗ります」

自動車も飛行機も、時々事故を起こすことはありますが、それでも、万全の安全対策をとりながら、運転者にはきちんとしたトレーニングをして、しっかり運転させることで、事故を最小限に防いでいるはずです。

男性ホルモン補充もそれと同じことです。素人《しろうと》が勝手に使うのはいけませんが、専門家である医者が、科学的なデータにもとづいて慎重に扱えば、ほとんど問題はないのです。

そもそも男性ホルモンは、もともと人間の体の中に、自然にあるもの。ただ若いスポーツ選手がドーピング問題で取り上げられるため、悪名が高いようです。この悪名をいかになくすか。健康医学の立場からすれば、かなりな努力が必要であると感じています。

老眼になったら老眼鏡をかけるし、歯が悪くなれば入れ歯、耳が悪くなれば補聴器をつけます。そして外科手術を当然のごとく受け入れています。男性ホルモンもそれと同じです。足りなくなったら、足してやる。足るを知るではなく、〈足らざるを知り、それを補う〉という理屈はきわめて、ごく自然なことのはずです。

かつて、高名な財界の方が引退後、粗食の美が自然だと信じて過ごされ、惜しまれつつ短命で世を去られたという話が残っていますが、まさに個々人がそれぞれ1回きりの人生を生きるための〝人生哲学〟と現代医学との係わりは、〈宗教か科学か〉ともいえる問題かもしれません。やはり積極的な生き方を選択すべき、と私は感じております。

ほとんどの中高年の方は、元気がなく、ただ寝たような状態で、これからの人生を送るのは嫌でしょう。やる気があって、明日の未来がなければ生きる意味はないというのが、ほとんどの方の述懐です。

男性ホルモン治療の理論的根拠

元気ホルモンとされる男性ホルモンが、男女ともに、生き物には重要です。その理由は2つあります。性ホルモンは、高齢になれば、セックス以外の日常生活の生活活性が重要になってくるのです。

前述しましたが、最近、歌手として有名な美川憲一《みかわけんいち》さん（71歳）が出演されたテレビ番組で話されたことが、かなり社会的に注目されていました。

「最近かつてのような元気がないので、血中テストステロンを検査したところ、正常の3分の1にまで低下していることが判明。早速、男性ホルモンを補充したら、すっかり元のように元気になった」

まさにその通りだと、私は強くうなずいた次第です。なぜそうなったのかは、この本を読まれたみなさんはもうおわかりでしょう。

男性ホルモン治療を受けられる方々は、あまり補充療法について話したがりません。男のくせに、「男性ホルモンで元気になるのは恥ずかしい」と内心思っておられるのでしょうか。誰だって眼鏡をかけ、補聴器、入れ歯を使っているのに。美川さんのように公《おおやけ》の場で話していただいたことに、男性医学者として大変感謝しているところです。また、エヴェレストに登られた三浦雄一郎《みうらゆういちろう》氏も男性ホルモン効果を評価しておられます。

熟年世代の方々は、なぜこんなにホルモン補充が有効だったのか、関心を持っておられると思います。これまでの記述で、男性ホルモン投与が、どのような生物学的な機序で有効性を発揮しているのかを解説してきましたが、繰り返しになりますが、理解を深めていただくために、さらに加えます。

そもそもわれわれの体は無数の細胞の集合体といえますが、その各細胞内はスパイラルの立体構造をしたたんぱく質で満たされています。その立体構造は加齢やストレスなどによる男性ホルモン低下が起きると、その立体構造に歪《ゆが》みが生じます。歪みが強くなると、それにより体調不全に悩まされるようになります。

私は患者さんには、細胞内のたんぱく質の立体構造を説明する時に、子どもが遊んでいる公園のジャングルジムを想像してもらいます。

ストレスや加齢でジャングルジムの立体構造が歪みくずれてくると、その歪みを修復するには、ばらして、少し歪んだパイプは真っ直ぐにし、大きく歪んだものは捨てます。その選別作業をするのが、ノーベル生理学・医学賞を受賞した大隅良典《おおすみよしのり》氏の「オートファジー」という機能です。

そのように、ばらされ、歪みを直されたパイプを元の立体構造に戻すのが、男性ホルモンのたんぱく質同化作用で、また捨てられたパイプを補充するのも男性ホルモンの役割なのです。たんぱく質の立体構造のくずれ、そしてその修正というくずれの機序をオートファジーがやり、修正の機序を男性ホルモンがやっていると考えてください。それで、ジャングルジムの立体構造が再構築され、細胞の元気さが戻り、体調不全が回復するのです。

臨床的には、男性ホルモン投与に比較的早く反応して体調回復がスムーズな場合や、かなり日時を要する場合がある方もおり、その立体構造のくずれ方の程度により治療期間に差が出てきます。

その立体構造の崩れ方がかなり著しいと思われる人には、特に70歳後半以上の方（後期高齢者群）は回復後に時間がかかると説明しています。

さらにひとこと加えると、テストステロンがたんぱく質再生能を発揮するのは、熱ショックたんぱく〈ＨＳＰ〉の補助があると、より効果的です。ＨＳＰを増やすには、低体温を上げる必要があります。お風呂に入るとか、汗の出る程度の軽い運動をしましょう。その運動などについては後で説明しますが、テストステロン補充と同じように、ある程度運動も大事なのです。

年齢がさらに、熟年期から老年期に近づくと、だんだんと細胞内のミトコンドリア機能関連のたるみ・老化・活性化低下が起きてきます。ただ、それに関する酸化ストレス・活性酸素対策としての新しい水素治療医学などの、より複雑な医学問題が重なってくるので、それはまた別の機会に解説することにします。

とにかく男性ホルモン補充で血中テストステロンをアップすると、ほとんどの方がやる気が出てきて元気になります。テストステロンは〈元気ホルモン〉といってよいのではと思っております。女性ホルモンはオキシトシン分泌を促進するので愛情ホルモンといい、前にも述べましたが、両者の俗名として性ホルモンへの精神的抵抗感をなくすべきではないかと思っており、その啓蒙に向けて頑張りたいと思っています。高齢男性をみんな元気にしてあげたら、高齢化日本ももっと元気になるのではないかと、信じております。

第四章

男性ホルモン維持のため、日常生活で気をつけたいこと

正しく歩くのは、運動以前の基本問題

中高年者にとっては、元気ホルモンの測定・補充が、健康長寿にきわめて大事と、くどくど説明してきました。その前提として、自分の体を基本的に作っている運動による筋肉の管理も怠《おこた》ってはいけません。多くの健康本で、いろいろ紹介されているので、ここでは私が外来で患者さんにもオススメし、自分も実践していることのみを簡単に追記します。運動とひと言でいっても、そのやり方にいろいろ問題があり、健康管理を万全にするという上での考え方として説明しておきます。ぜひ参考にしてください。

三浦雄一郎は、80歳でエヴェレスト登頂を果たした、男の中の男といえる鉄人です。私も健康管理の立場から、不足しておられる元気ホルモンの補充をお手伝いしました。もちろん、それだけであの大冒険を成し遂《と》げられたわけではありません。前提として、日常の絶《た》え間《ま》ない厳しい筋肉トレーニングの支えがあってこその偉業なので

す。

車も、エンジンオイルが満タンでも、車体がガタガタでは走れません。しっかり動ける体作りには、歩くことが基本です。とにかく歩くことが必要だと、社会的に啓蒙されているので、多くの中高年の方々が、一生健命に歩く努力をされているのは、医学的に大変良いことです。

ただ歩くだけでなく、せっかく歩くならベストな方法を知っておいてください。

歩くということは、本当の意味では運動というより、生き物・動物としての基本的な生活行動というべきものです。医学生理学からいえば、運動とは、もう少しきつい筋肉トレーニングを指します。ほとんどの方は子どもの時から何となく自分勝手に歩いていますが、中年を過ぎて体力が減退してくると、その歩き方がしっかりしているか否《いな》かで、健康維持に大きな影響が出てきます。しかし、歩き方の教育を受けたことはないでしょう。とても重要なので、少し考え直していきましょう。

まず、踵《かかと》から足底を地につけながら、少し肘《ひじ》を振って、反対側の骨盤を少し前に出し、体重を、その出した踵と足底のやや外側に乗せながら進んで行きます。足先はしっかり高く上げて、けっして地面をずらすようには歩かないことです。高齢者は特に注意してください。両肘を体の垂直の線から前に出したり、前屈《かが》み歩きはまったく駄目。頭・体幹をまっすぐに立て、姿勢良く前方を見ながら歩くことが大事です。そのためには、靴の踵先が少し丸くなっていている靴のほうが、踵からの歩きをしやすいです。

そして歩く時の意識として、足よりも腰の関節を動かして歩くことを意識するのが大事であり、健康的です。

この歩き方で、早足にして汗をかくような「有酸素歩き」を、半分ぐらい入れて歩けば、基本的な生活活動に、いわゆる「運動」的効果も出てくるとされています。車もまずモーターがしっかり動くことから始まるように、生き物・人間も、生理学的に適切に歩けることからすべてが始まります。少なくとも体力が落ち始める中高年の方には、歩き方の大事さを考えながら、日々暮らしてください。

歩き方の「コツ」

街を歩いている高年の方の歩き方が、気になって仕方ありません。やや、前屈みで、足先をあまり上げず、少しすり足ぎみで、とぼとぼゆっくり歩いておられる方が少なくありません。なんとなく年寄り風になっているのが残念です。一緒に歩いておられる奥さんのほうが元気そうです。

元気そうな歩き方にはコツがあります（**図7**・137ページ）。

まず、背筋を伸ばして歩くこと。

私の遠い縁戚ながら、時にお会いする女優の渡辺美佐子《わたなべみさこ》さんにある時、私はこんな質問をしました。

「娘役からお婆さん役まで、幅広い年齢を演じられていますが、どうやって演じ分けているのですか？」

お答えは、

「アゴの位置ですね。体をまっすぐ伸ばしアゴを引くだけで、ぐんと若く見えるんです。逆に、体を前に傾けアゴを突き出せば突き出すほど、年寄りに見えていくんですよ」

そう言われてみると納得です。

若さを保ちたいのであれば、身体を垂直に伸ばしアゴを引いて、胸より前に出さないよう注意しましょう。これが大事ですが、もう一つ両肘を身体の線より必ず後ろに引いて歩くことです。すると、自然と背筋がスッと伸びます。これは、座っている時にも同じことが言えます。

また、きちんと足を上げて歩くことも大事です。年をとると足の筋肉が弱まり、足をズルズル引きずってしまいがちですが、そうならないために、「つま先を上に上げ、踵で歩く」ということを意識してください。

足がきちんと上がっていないと、ちょっとした段差につまずいて転倒する恐れもあります。安全のためにも、足は高く上げましょう。

これは難しいかもしれませんが意識として歩くスピードはなるべく早足で、やや大

［図7］腰曲り老人作成用
T字ステッキ廃止！

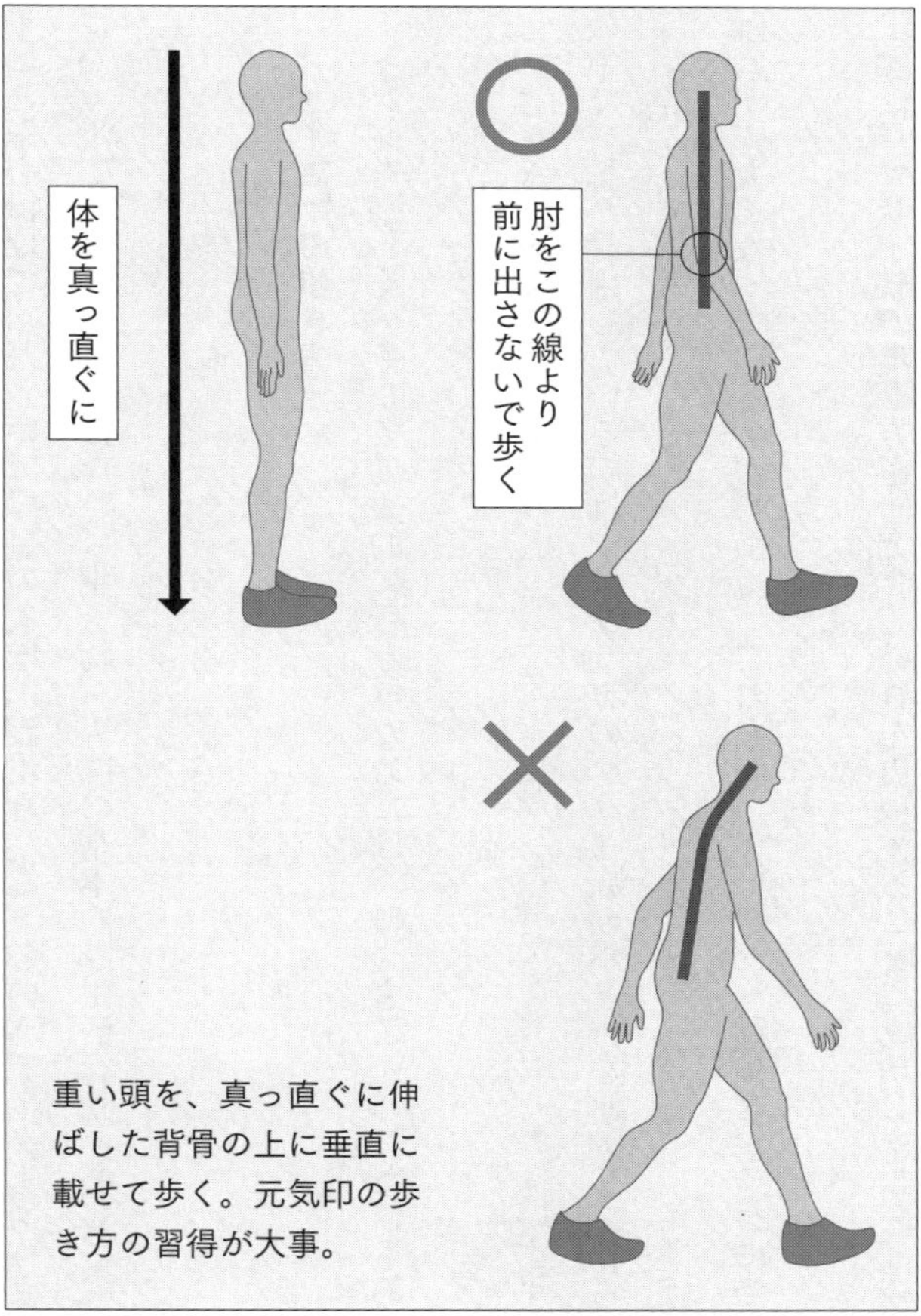
体を真っ直ぐに
肘をこの線より
前に出さないで歩く
重い頭を、真っ直ぐに伸ばした背骨の上に垂直に載せて歩く。元気印の歩き方の習得が大事。

股で歩くことを心掛けてください。早足の人ほど長生きする、というデータもあります。とにかく歩くことは運動ではなく、生き物・人間の基本的な生活行動と心して、どんどん歩いてください！

理想は「マサイ族」の歩き方

ウォーキングを楽しく、そして効果的に行なうためには、靴にもこだわりたいものですね。

最近は、さまざまなメーカーから、バラエティに富んだ商品が発売されていますが、その中で、私が愛用しているのは、アフリカのマサイ族の歩き方を研究して作られた、「ＭＢＴ」（マサイ・ベアフット・テクノロジー）という靴です。

靴の踵底が、丸くなっているのが特徴で、これを履いていると、踵歩きがラクにできます。

「ＭＢＴ」は、マサイ族の歩き方を研究し、それを再現することに成功しました。姿勢の矯正、全身の筋力アップなど、さまざまな効果があると、科学的に証明されています。

私は外来で患者さんたちに、診療室で歩いていただき、ここで説明したように歩き方の指導をよくしています。そのくらい、歩くということは医学的にも大事なことなのです。

四脚歩行時代の思い出し運動

われわれは生き物・動物の原則として、歩くことが生存の基本であり、しっかり生物学的に適切な歩行が求められていると説明しました。中高年者には、健康長寿のためには、1日1万歩と奨励されていますが、これも現代人があまりにも〝文化人〟になりすぎていて、本来自分が動物であることを忘れて暮らしていることへの警鐘《けいしょう》だと言えます。

その立場からすると、もう一つの重要な問題も付け加えておかなければいけません。そもそも動物である人間は、初めは四脚歩行時代があり、その時の手足の筋肉構造を今も持ちながら生きているのです。ですが、現在は二脚歩きで、日常生活では四つ脚で飛び歩いていた時代と比べると、腰から上のさまざまな筋肉の使い方はまったく異なり、使用頻度も低下しています。

現在の生活習慣に適応しているとはいえ、若い時代はともかく、中高年にもなると、その上半身の筋肉はほとんど使わないはずです。すると、低使用頻度で不使用性・筋硬直（血液循環下降による鬱血《うっけつ》状態）が進んできます。そのため、肩や腰の筋肉の凝《こ》り症状が強く出てきます。中高年者は、それら筋肉のコリによる体の重さに悩まされるようになってきます。

これからの健康長寿を楽しむには、四脚歩行時代から持っている腰から上の、上半身の筋肉を動かしておかなければなりません。そうしないと筋硬直や肩、腰、膝の筋肉痛に悩まされるようになります。多くの方はそのコリ解消のために、鍼灸・マッサージなどで治療せざるをえなくなっています。ほとんどの医師は、コリ解消のために、運動しなさいと強く言いますが、具体的にどうしなさいとはあまり教えてくれません。

運動といっても医学的には、２つの方法があります。

①ここで問題にしている四脚歩行時代の筋肉を満遍《まんべん》なく刺激して、筋の伸展・収縮をしっかりやり、筋硬直（血液循環不全）を解消して、体全体の重いコリ感をなくすための筋のストレッチ運動。

②肥満・メタボ予防をするため、有酸素運動により、汗をかきながら筋の積極的な活動による筋活性化。また、筋力増強と脂肪肥満予防のため、ジム通いや強歩運動などをする。

ここでは、その①の四脚歩行時代を思い出す筋伸縮運動について、少し説明しておきます。

①は、前述の日常歩行問題と同様に、生物・動物として、中高年・還暦後の人にとって忘れてはならない運動です。

動かさなくなった上半身の筋肉、頭・肩・背中の肩甲骨周囲筋《けんこうこつ》、広背筋《こうはい》、股《また》の筋、さらには膝の筋などの身体の背中側の筋肉群が、不動性筋硬直を起こしてきて、いわゆる筋のコリ症状が出てきます。体調改善には、鍼灸《しんきゅう》などで治療に努力していても、それらの筋を動かすことがきわめて少ないので、筋硬直を起こして凝《こ》り、体が重く感じられるようになります。

そこで気がつきにくい筋硬直を解くため、それら筋群のストレッチ運動・筋伸展・収縮運動を意識的に実行して、筋のコリをほぐすことが大事です。健康感を持つためにも、忘れられた生物必須の運動を思い出してストレッチ運動をしなければならないのです。

運動の重要性を指南する多数の解説本にも、この種の筋のストレッチ・伸縮進展運動の説明はしていますが、筋力強化運動のみの解説が多く、その筋の伸縮による、「四脚歩行時代思い出し運動」の必要性が、一般の方たちに十分理解されていません。筋力増進運動よりも必須な筋運動であるのに、関心が持たれていないのは問題です。健康医学的には、この筋群の伸縮運動による筋硬直改善こそ、まず体調不全の解消・改善にとってきわめて重要項目であることを忘れないでください。

とはいえ、この筋伸縮運動を、自分で満遍なく実施するのは難しいので、それを比較的楽にできる運動器具を備えたジムがあります。まだあまり普及していませんが、始動運動負荷トレーニングをする「World Wing トレイニングセンター」をおすすめします。私も個人的に足繁く通い、筋硬直を解し、体調補助に努めています。不使用性筋のストレッチが高齢者の身体的な健康感改善に役立つことを覚えておいてください。

杖《つえ》はこう使う

お年寄りがよく杖をついて街を歩いておられますが、その使い方がやはり気になって仕方ありません。ほとんどの方はやや前屈みになって、杖に体重を乗せるように歩いておられます。杖に頼りながら歩くのは、余計に年寄りじみているので避けましょう。

私が考え、患者さんにおすすめするのは、杖を身体の前につくのはダメで、杖をやや身体の後ろにつき、それで身体（上半身）を上に伸び上がるようにしながら歩くことです。姿勢よく歩いてほしいと思っております。それはそうして歩くと、前述した、足を上げての踵《かかと》歩きにもなりますし、若々しく見えるのです。

それには、一般的に使われている普通の95㎝の杖ではなく、少し長めのノルディックウォーキング用の杖を使うとやりやすいです。ノルディックウォーキングのように左右2本使わなくても、1本だけでも楽にその歩き方ができますので、少し長めの杖を握るように持って歩くのが、歩きやすいのです。

スクワットのススメ

あまりにも常識的な話になりますが、前述した上半身の筋肉ばかりでなく、下脚の筋肉も上半身と同じく衰えやすいものです。下半身トレーニングで、やる気を少し持てば、日常生活で時間のある時に簡単にできるので、しっかりやっていただきたいものです。

A　しっかり足を肩幅より広く開き（これが大事）
B　ゆっくり腰を90度以下まで曲げる
C　それでひと呼吸かふた呼吸してから、ゆっくり元に戻す
D　これを少なくとも10回以上、20回くらい続ける

これは多くの患者さんが毎日10分から20分、実践されています。
健康長寿のために、今日から実行していただければ幸いです。

第五章　男性ホルモンのすごいパワー

男性創生物語

男性ホルモンの驚くべき生理作用の力をお伝えするには、母親の胎内での男性誕生物語を解説するのがわかりやすいでしょう。

そもそもわれわれは皆、母親の胎内で初めて胎児として〈生〉を得た時点では、すべて〝女性型身体〟として出発しているのをご存知ですか？　男性として晴れて世に生まれ出るのは、Y染色体が持っている遺伝子の働きで、睾丸（精巣）が作り上げられ、そこから生産・分泌される男性ホルモンの男性化の強力な作用で、男性に作り変えられるのです。

聖書に語られている男女誕生物語は、男性アダムが生まれたあと、神様がそのアダムを眠らせて肋骨《ろっこつ》を折り、それで女性イヴを作り出したとされていますが、現代生物学の男女物語は、まったく逆なのです。

テストステロンの働き

　ここまで説明してきた最強男性ホルモン「テストステロン」。それが、男性の体でどんな働きをしているのか？　もう一度お話ししましょう。ひと言で言えば、「男らしさ」を象徴するもののすべてを作っています。たとえば筋肉や骨の発達。肩幅を広くしたり、胸板を厚くしたり、太ももを太くしたりと、いわゆる「たくましい体」を作りあげているのです。ヒゲを生《は》やしたり、毛深くしたり、思春期の男の子の「声変わり」も、男性ホルモンの働きです。

「男は血の気が多い」と言われますが、実際に赤血球の数も、女性よりも10パーセントほど多いのです。これも、男性ホルモンの影響によるもの。赤血球は、体内で酸素を全身の組織や細胞に運ぶ役割を担っています。したがって、赤血球が多いと体のすみずみまで酸素がいきわたるので、元気さがアップします。

　このように男性ホルモンは、男の姿かたちを作るだけでなく、毎日の生活力を支え、日常生活を元気に過ごすために、なくてはならないものなのです。

男女性分化の第一段階―「性の内外性器形上の男性化」

〝男と女への性分化〟は単純ではありません。生物学的には性腺形成から脳の性分化まで、いろいろな段階での性分化があり、全体としての個人の性別形成は、かなり複雑な機序で組み立てられていると言えます。

この話は、少しややこしいのです。ご存知のように、基本的な性別は、性染色体の性差＝男〈XY〉・女〈XX〉で決まります。Y染色体上のSPY遺伝子の存在が鍵であり、その遺伝子の働きで睾丸が作られることが、すべて性別発生の出発といえます。SPY遺伝子とは、哺乳類のY染色体上にあって胚《はい》の性別を雄に決定する遺伝子です。

その睾丸から分泌される男性ホルモンによるさまざまな男性化機序、いうならば、基本型の女性型を男性型に改造していくのは、すべて男性ホルモンの働きによって男性への性分化が行なわれているからです。

つまり睾丸を作りあげるY染色体の働きがなければ、全員女性となるのです。ただ、時には〈X〉染色体を1つしか持たない例〈XO〉もあります。その場合は卵巣も作られない、性腺が何もできない〈性腺無形成〉になるのです。しかしそれでも、人間として生まれてくることは、もちろん可能です。そして性腺がなくとも卵巣があるのと同じような、女性型となって生まれてくるのです。

要するに〈Y〉染色体により睾丸の働きが動かなければ、すべて素直に女性型となるわけです。できた睾丸がしっかり男性ホルモンを分泌すると、その男性ホルモンの働きで、複雑な男性化機序が連続して動き、晴れて男となって、この世に生まれ出ることができるのです。

体格の男性化

母親の胎内初期の3カ月くらいまでに、外性器の形成が終わり、それと並行して体格、いわば骨格の男性化も始まります。特徴的なものとして、顔の形や肩幅、骨盤形態などが注目されています。ただ、成人の男女の骨格の性差は次の脳の性差形成と同様、どの程度までが胎内での男性ホルモン作用の及ぶ範囲か、出生後のものなのかの分析は、詳細な議論の分析いまだしの感があります。ただ、その性差形成過程を細かく分析するより、一般の方々はむしろできあがった骨格の性差に関心があると思います。出生前・出生後の両者因子の総合結果としての成人した男女体格の性差と考えながら、話を進めていきましょう。

顔の性差の特徴は、男性は眉間《みけん》が狭く、顎《あご》の出っ張りが強いのが特徴とされていて、これは男性ホルモンの多い人に、より顕著であるとされております。

その特徴と、後述する手の人差し指の長さ／薬指の長さの比は、強く相関しているのです。男性的な特徴の明らかな人ほど、その比が大きい。要するに人差し指の短い人ほど、男らしい顔形になっています。

さらに男性ホルモンの多い人ほど、男らしく肩幅が広く、また骨盤幅が狭い。逆に男性ホルモンの低い男性、そして女性は、肩幅が狭く骨盤幅が広いという知見がたくさん見られます。

要するに男性ホルモンは、全体として骨の成長を促進し、筋肉も発達させます。すべて男性ホルモンのたんぱく同化作用で、どっしりと骨の発達の良い、体格の大きく、身長が高い体になるのです。

もちろん、それは出生後の男性ホルモン量や栄養なども関与していることは当然ですが、基本的な顔形、骨格などの男性的特徴については、皆さんも経験的に理解されているでしょう。

男を作るには2段階の作業機序が

人が男になるには重要なステップとして、脳を性分化する男性ホルモンのシャワーという男性化機序が作動しています。それは2つのステップです。

1つ目は出生前の母親胎内での男性化機序と、2つ目は生まれた後、思春期以後の男性化機序。この話をすると、ボーヴォワールが言ったという、「女は女として生まれるのでなく、女に作られるのである」という言葉を思い出します。生後の教育もあるのでしょうが、医学・生理学的には、人間の生物学的本質は変えられないと思います。社会学と医学を混同してはいけません。人間はそもそも〝生き物としての制約〟の下《もと》で生きている、ということを忘れないで欲しいものです。

かつて1940〜1950年代に、男女の性差は教育生活環境から人為的に作られるのであって、3歳まで育てられた教育上の性は、たとえ性分化異常例として、その性判定が間違っていても、その性は固定されてしまっているから、「それ以後の性転換は行なうべきでない」という主張が一世を風靡《ふうび》しておりました。

それは、米国ジョンズ・ホプキンス大学精神科のT・マネー教授の学説であり、また南太平洋の土着民族の研究をした人文科学のマーガレット・ミード教授の「性差は生活環境で作られる」という性差環境説も加わって、その論理を信ずる風潮がわが国の教育界にかなり広まっておりました。

その学説に対して、私は「そんな馬鹿なことはない」という思いが強く、男性創造の生物学的意義を研究すべく臨床医学研究を始めたのです。そんな私には、かなりな年長者でも、たとえばすでに女性として女学校も卒業している成人男性半陰陽症例を性転換し、履歴書を書くのが困ると嘆く患者さえも、適切に新しい男の性に適応させ満足させている経験があります。

今まで20数例の男女の仮性半陰陽症例の性転換を行なっている経験から、やはり教育による性役割の獲得より、胎生期に方向づけられた生物学的性の性格が強く出てくることを、私は確信しています。正常な男児・女児の2、3歳の幼児期で、親の躾《しつけ》などが始まる前から、遊び方に男女の性差が明確にあることを目撃した経験があるのではないでしょうか？

そして今や、かつて流行し重視されたマネー教授の学説は、現在の性同一性障害症例が問題提起している議論の中で、完全に否定されるようになってきております。

性同一性障害例は、体は女の型に近いところでとどまっているが、脳が母胎の中で男性化されているのです。男性仮性半陰陽という、性器が男になりきれなくて女として育てられた人もいます。また、ほぼ女性型の人でも、脳が男性化して、男であると主張する方もおられます。

私は、性同一性障害の男性も時々診《み》ているので、生まれる前の脳の方向づけがかなり決定的であることがわかっています。さらにはその逆で、性器までは男性化していても脳が男性化しない逆の性同一性障害の方もおられます。

性器・体格の男女性分化の話をしましたが、脳の男女性分化の問題もいろいろあります。細かいことは省《はぶ》くとしても、〈一連の男性化機序の性分化〉の中にまとめた大脳に包まれている、人間の生物としての生理の基本を司《つかさど》っている脳の幹部視床下部《ししょうかぶ》の男女性分化が大きな問題なのです。

脳の視床下部は、初めはやはり女性の性周期・月経のリズムを作る中枢なのです。その月経リズムを司る中枢が、性器の男性化の直後から男性ホルモンシャワーを浴びると、月経リズムの中枢が壊されてしまいます。そのため、男性の睾丸は女性の卵巣のような周期的なリズムがなくなり、男性ホルモン産生、さらに先に説明した精子産生機序もリズムがなく、ただひたすらに精子を作るようにされてしまうのです。それにより、基本的な生き物としての最も特徴的な男女の性機能の中枢の性差が作られるのです。

要するに、女性で周期的に卵子を成熟させ、排卵する仕組みが、男性ホルモンで壊されて、ひたすら少しも休まず精子を育てる、働き者の男の生理パターンが作られるわけです。

これが形はともかく、一番基本的な男女の差。周期的に卵を作る女性の脳と、ひたすら働き詰めの男型の脳。男女の性の一番基本的にして隠れている性差なのです。今こそ男の男たる由縁《ゆえん》は何かを、根本的に生物学や医学的観点から、科学的に分析・検討すべき時代になりつつあります。それでこそ男女お互いに尊敬しあう世の中になると信じております。

スポーツとセックス・チェック

スポーツに関したセックス・チェック問題でも、男性ホルモンのパワーが関わっています。

以前、男性ホルモンのドーピング問題で、砲丸投げのメダリストが失格となり、日本の室伏広治《むろふしこうじ》選手が繰り上げで銅メダルを貰ったことが話題になりました。その選手は男性ホルモンの〝筋肉増強力〟を利用して高い記録を出したことで失格になったのです。他にも有名な女性選手が失格したなど、さまざまなエピソードがあります。

男性ホルモンを投与して人工的に体力を増進し記録を良くするドーピングは、スポーツ倫理では固く禁じられているのです。ただ、加齢やストレスで低下した男性の治療として投与するのは問題なく、先述した三浦雄一郎氏の治療は、加齢による体力減退への対応であり、オリンピック医学委員会からも承認されております。

それに関しては、もう一つ大きな問題点があります。オリンピックの時のセックス・チェックにまつわる話です。

かつては、オリンピックをはじめ国際スポーツ競技会で、睾丸がありながら、性器が完全に男性化しない程度で女子と判定された人や、先に説明した男性仮性半陰陽の人が、正常者ほど多くの男性ホルモンはなくても、筋肉が女性より優れているため、睾丸の有無《うむ》を染色体などでチェックするセックス・チェックが行なわれていました。

ところが、女性の人権問題が絡《から》むという理由で、最近は行なわれていません。男性ホルモンのドーピングについては厳密な罰則がある現状でありながら、自然で無意識な男性ホルモンによるドーピングには目をつぶっています。スポーツ記録上の大問題にもかかわらず、政治的・倫理的観点から止められているのです。

たしかに、女子選手本人がまったく自覚していないケースがあります。セックス・チェックの結果、ある日突然、「実はあなたは男なので競技に出られません、選手村を出てください」と宣告されてしまいます。まさに青天《せいてん》の霹靂《へきれき》、大変気の毒な事件です。このようなことが起きてしまうのは、複雑な医学的背景があるのです。

本人にとっては、男子型になり切らない中間型の性器を見られて、誤って〝女〟と判定されてしまっただけのことなのです。

そのような男性仮性半陰陽で女性と判断されてしまった女性でも思春期になると、

睾丸から不充分ながら男性ホルモンを分泌されるようになるので、〝女〟でいながら、睾丸から出る男性ホルモンによって無意識なドーピングが行なわれることになります。

思春期が始まる10歳から10年近くも、その秘《ひそ》かなドーピングが進行すると、女子でありながら、かなり体力がつきます。このような症例は、運動選手として頭角を現わすことが多く、オリンピック選手まではならなくとも、私の経験例では学校時代に元気の良い体力のある子となり、運動成績が良く、スポーツ選手として選ばれて活動しています。

このような隠れた男性ホルモン・ドーピングが、オリンピックで問題になるのは当然でしょう。事実、例を挙げれば、１９３２年と１９３６年に陸上選手として金メダルをとったポーランドのステラ・ウォルシュさんが亡くなり解剖したところ、睾丸が発見されたとの報道が話題になりました。このような男性半陰陽の事例がときどき報告されています。

セックス・チェック責任者だった私の経験から

私が東京夏季オリンピックや札幌冬季オリンピックの折、セックス・チェック責任者として、女子選手に競技出場停止命令を出した時の思い出は、医師の立場とはいえ、今でも忘れられない辛いものでした。個人的な感情だけでは論じられませんが、本人に罪のない自然な形でのドーピングをどう解釈するか、悩ましいところです。

現在も、選手があまり意識せずに体力増強のために飲んだ薬の中に男性ホルモン作用のものが入っていて、良い記録を出した後に、尿検査でドーピングが陽性と判定され、記録が抹殺されたというケースがままあるのも事実です。さらに、医師から睾丸があるからと競技出場を止めさせられたオリンピックの女子選手が、小さいながらもいちおう膣《ちつ》が作られており、帰国後にチームメイトの男性と女性として結婚したという話も伝え聞いております。

セックス・チェックという純医学的なオリンピック委員会の発想に対し、比較的先進国の多い国際陸連グループから、この女性選手のセックス・チェックは人権問題であるという強い提起があり、まさに科学か人権かの間に大きなぶれが生じてきたわけです。

そのセックス・チェック中止を巡って、ローザンヌのオリンピック本部で医学関係者の検討委員会が開かれた際には、私も日本を代表して参加してセックス・チェックの重要性を力説しました。その時は、科学的立場から継続するという結論でしたが、その後さらに、女性側からの人権主義的意見の圧力が強く加わり、2012年のロンドン・オリンピックからは、セックス・チェックが取り止めになりました。

オリンピック参加国の現在の医療状況からいえば、出生時に男性半陰陽であるにもかかわらず、医療状況が整っていないため、性判定が女性とされてしまう可能性のある国は未《いま》だに少なくありません。このような症例は少なからずあるはずですから、当然女子として参加している男性半陰陽症例で晴れのメダルを手にする可能性は高い、ともいえます。

医学者の立場からすればセックス・チェックを中止すれば、そのようなことは必ず起こる、と確信していました。むしろ問題が起きるのが遅すぎた（発見されずにいることが少なくないためか）、と感じていたところです。

セックス・チェックで参加を拒否された選手の母国の大統領が〝これは女性の人権侵害であり、そのような検査は理解できない〟といった話もあります。薬物使用ドーピング検査の驚くほどの感度上昇による精密なチェックシステムで、男性ホルモン・ドーピングの対策を厳格にしながら、女性の人権尊重という名の下《もと》に、目の粗《あら》い篩《ふるい》での素人《しろうと》の男女判定によって男性半陰陽のフリーパスを許可しているという、相反する処置が行なわれているのです。

正常な女子選手たちが必死に技を磨いて挑む競技の勝敗や記録の厳しさに感動しつつ、このようなきわめて大きなブラックボックスが、人権問題として隠されていることを、どう考えたらいいでしょうか。

一部の人は「人権こそ最優先であり、そのような症例があってもやむをえない、見過ごすべし」という立場を、強く主張しています。今はむしろ、それが賛同されているといってよいかもしれません。

私は、そのような問題を起こした選手が現われた場合、その当人にとっては大変ショックな話ではありますが、長い経験から医学的に冷静に対応し、正しい性、すなわち男に性転換して、以後の長い人生の幸せを優先すべきだと信じています。性を変えず黙って女性として放置し、その後の人生を生きても、当然不妊であり、生涯女性として、生物学的ハンデキャップを抱えながら人生を終えることが幸せなのかどうか。これは大きな問題点であり、もちろんそれぞれの人生観や生活環境によっても、判断は変わると思います。

個人の人権といっても、それはそれとしてきわめて深刻な問題ですが、単に原理主義的発想のみから議論するのではなく、本人の一生の問題として検討すべきだと、医師の立場からは感じているのです。

また、スポーツの記録重視の評価姿勢や、ドーピング検査の理念と関係して、この男性半陰陽問題を解決すべきなのか、広く議論すべきだと言えましょう。

人差し指の短い人ほど男性的

もう一つ最近出てきている性差形成に注目すべき新しい研究を紹介しましょう。臨床男性医学的な立場から見ると、性格的性差には胎生期と思春期後の2つの男性化機序が作用していますが、その両者が互いにどのような影響を持っているのか。その発動の流れに関しての、優れて系統的な研究報告です。

ひとつは1980年代から始まった、アメリカ、ジョージア州立大学の臨床心理学者のJ・M・ダブス教授夫妻によるもの。「社会で活躍している女性グループの唾液中の男性ホルモンと生活行動活性との関連性の研究」。男性ホルモンが高い女性は生活活性度が高いという報告でした。

これはわかりやすい研究結果といえます。

もう一つは1990年代から始まった、イギリス、リバプール大学の生物学者のJ・T・マニング教授らによるものです。胎生期の男性ホルモン・シャワーが強いほど人差し指が短く、手の人差し指／薬指比が小さくなり、それにつれて生活行動活性が強いという報告は、斬新です。

そしてさらに、この出生前の性差形成学説を、臨床的に綺麗に証明した象徴的な論文が、ケンブリッジ大学生化学のコーテス教授らにより、追加発表されています。

ロンドンの株取引所の証券マンたちの利益率というわかりやすい指標を使って、出生前の男性ホルモン・シャワーの臨床的意義を分析した興味ある研究です。

男性ホルモンにより、出生前、出生後に作り上げられる積極的なアドベンチャー・スピリット＝高い行動活性、いうならば、良い意味での攻撃的性格（aggressiveness）を持つ証券マンが、はっきりと高い利益率を上げている、という報告なのです。

男性の血中男性ホルモンは日内変動があり、午前が高く、午後は低くなるのですが、利益率の高低で、その午前中の男性ホルモン値レベルを分析したところ、利益率の高い証券マンたちは男性ホルモンが低い人たちより、優位に高いことが明らかになっています。

その利益率の高い証券マンたちは薬指より人差し指が短いことを証明しているので

す。

胎生期の骨格の性分化時に強い男性ホルモン・シャワーを受けると、性格的に積極性の強い、より aggressive な男性的性格が高くなる。このことを、人差し指が薬指に較べて短くなるという所見を利用して説明しているのです。男性ホルモンが高い人は性格的に行動活性が高いが、同時に人差し指も短い。そのような証券マンがやはり高い利益率を上げている、ということです。

しかも証券マンでキャリアが長く、高利益率を上げ続けている人々はほとんどが人差し指が短い人たちであり、言い換えればそういうタイプの人でないと証券マンとして長く利益を上げ続けて、大変難しい仕事の中で生き残れないことがわかります。

要するに、積極的なアドベンチャー気質の高い行動活性の強い男性ほど、危険性も高い仕事に勇敢に立ち向かっており、そこでの成功率も高いという分析結果が出ているのです。経済界の人々のみならず、社会的にも多くの注目を集め、人々の話題をさらったのは当然のことかもしれません。

ここまでの説明でおわかりのように、男らしさには2つの要素があり、生得の因子と、それを促進する生後の因子が折り重なっているのです。問題は、そのどちらが前面に出て、日常的な男らしさを規定しているのか、ということになると思います。

細かいことは別として、やはり生得の脳の男性化が基本的な個人の気質を構成して、それが生後の条件により多少変動すると考えるのが、臨床的な流れではないかと感じています。そこに私は〝生き物としての人間の本質〟を見る思いがするのです。

もう一つ説明をしておかなければならないことがあります。

それは、胎生期に胎児に影響を与える男性ホルモンは、胎児自身の睾丸から出るものだけではありません。自分の副腎《ふくじん》、さらには母親の卵巣《らんそう》や副腎からのもの、また母親が服用した薬や二卵性双生児の相手の男児から出る男性ホルモンもあり、特殊な場合を除き、性器の男性化にまでは影響しませんが、その後の性格などの性分化には多少の影響力を持っているのです。

男児の場合は、自己の睾丸からの男性ホルモンの作用が強いので、その他のホルモンの影響はさほどないのですが、女児の場合はそれがかなり目立つことになるのです。女性でも人指し指が薬指よりかなり短くなることは、その人をかなり気質の強い人にしている、ということです。

思春期・青年期での男性ホルモン力

前述したように、男性的性格は母親の胎内にいる間にかなり形作られていますが、生後の生活環境が影響を与えていることは説明するまでもないでしょう。男らしい積極的な性格を正しい方向に発展させる生活環境も大切なのです。男子の性格は単に攻撃的な積極性のみではありません。

知的活動を司る大脳皮質に大脳辺縁系《へんえんけい》という、日常生活の基本をコントロールする中枢が集まっているところがあります。その中には、やる気の中枢＝側坐核《そくざかく》、好き嫌いの中枢＝扁桃核《へんとうかく》、記憶中枢＝海馬《かいば》などあります。それらは、われわれの生活を規制し正しい行動をとるための調節をしています。

それらの核部と、脳の司令塔的役割をしている額の下にある、大脳の前頭前野《ぜんとうぜんや》との間には、強い相関関係があります。青年期までに人間としての生活姿勢の基本パターンが形作られていきますが、その形成過程にも男性ホルモンが強い影響力を持っています。そのため、思春期の成熟過程での教育・生活活動がその機序の発達に強く影響を及ぼしています。幼少期・思春期のしっかりした教育があり、しかも活発で元気な男らしい生活習慣がなければ、立派な男子に育たないのです。

最近の若者は元気がなく、だらしがないと言われるのはなぜか？

ひと言で言えば、かつて男性は学生時代に必ず厳しくトレーニングを受けて、棒倒し、騎馬戦などの、勇気のある、積極的に力いっぱい体を動かす行動を経験していました。これ以上の手荒な乱暴な行為は相手を傷つけるという自制力などをしっかり身に付けることで、元気で、かつ自制力と勇気のある男性力を持った若者男性（ジェントルマン）が育てられたのです。イギリスのケンブリッジやオックスフォードなどの大学で、青年を寄宿生活をさせながら、その種の厳しい教育をほどこしているのが好例です。

ところが、最近の日本の教育は、ケガをするから駄目といって、一番大切な勇気と自制力を学ぶべき運動、棒倒しや騎馬戦の類《たぐい》が完全に禁止されています。今の若者は重要な教育機会をなくしてしまったのです。少年時代のチャンバラもなくなり、座り込んでひたすらゲームに夢中になって自己中心の生活に没頭し、勇気を持って突進する男らしさのシンボル的活動から、隔離されています。しかも、夜まで塾で勉強などとなると、健全な身体的男性力を身に付ける教育はなされていません。大脳辺縁系と大脳前頭前野との健全な関連性を育てる機能発達作業が、ほとんどなされてないのです。勇気ある健全な男性を教育する機会の欠如した世の中となり、軟弱な女性優位の時代になっているのではないでしょうか。

これでは健全な男性力ある勇気と、情緒豊かな人格形成がなされません。正しい勇気と自制力のある男性の育成は望むべくもない教育状況と言えます。男性ホルモンの医学者としては嘆かわしく感じています。口先ばかりで男らしく勇気ある対応のできる行動力がない男しかいなくなります。

草食系男性が増えているのは、なぜ？

このような若者教育法の社会的偏《かたよ》りの中では、昨今話題の草食系男子がどんどん生まれてくるはずと、私は考えています。その因果関係は明確には説明できませんが、最近増えている草食系男子の血中テストステロン値を測ったところ、若者としては平均より低い人が多い、という研究報告があります。

また、「ぼっち男子」（ひとりぼっち）とか、「オネエ男性」などが増えているという社会的な流れも、同様に説明がつくのではないでしょうか。女性優位を反映して、可愛らしい男性が社会的にジャーナリズムでもてはやされて、ごつい力強さを感じる男らしい男性が社会の陰に押しやれられています。

また、父権不在時代などと言われるような社会背景も生まれつつあります。さらに、セックスレス社会ともいわれ、男性力低下をバックに中高年での離婚問題の多発も話題です。元気さ、生活活力が男性の間で低下していけば、社会活力も低くなり、それこそ日本全体の経済的活性にも沈下していくのではと、危惧《きぐ》することしきりです。

おわりに

〈数えで90歳の私から、元気になりたいすべての人へのメッセージ〉

60歳以上の方々が人口の3分の1にまでなり、人生100年と言われている現在、中高年男女が、日常の生活を元気に過ごし、また社会貢献を積極的にして、日本を活気ある社会にしていただきたいとの思いを強くしております。

その方々に、車のエンジンオイル的役割をする元気ホルモン＝男性ホルモンの重要性を強調すべく、細かく説明させていただきました。男性ホルモンにまつわるセックスやドーピングといった悪いイメージを払拭《ふっしょく》していただければ幸いです。

中高年で体調の落ちた人々の医学的治療法として、専門家の医師たちはテストステロン補充療法を日常的に使っています。私は、医師になった60年も前から治療に使ってきました。泌尿器科医として、前立腺がん症例治療の男性ホルモンを除去する治療を日常的に行ない、その方々が男性ホルモン低下でどれほど体調が落ちていくかを、日々目《ま》の当たりに見てきました。

ですから、元気のない体調不全の中高年の方々を元気にするには、最も効果の高い、元気ホルモンこと男性ホルモン治療を中心とした「攻めの健康長寿医学」をお伝えしたかったのです。男性ホルモンは「バラ色ホルモン」という患者さんもおられるほど有効なのです。

健康にかなり関心が高いみなさんですから、さまざまな書籍や新聞、雑誌が盛んに啓蒙している、①「栄養管理をしなさい」、②「運動しなさい」、③「社会活動をしなさい」という、３つのことは、すでに取り組まれているでしょう。しかし、それだけで本当に高齢者が言われるほど、元気で長生きできないことは経験的にご理解しておられると思います。

ぜひ、車のエンジンオイル的役割をしている男性ホルモン補充を４つめに加えてください。そうすると幸せの〈四葉のクローバー〉が揃い、幸せの健康長寿が実現できると考えています。１人でも多くの人が元気で良い人生を楽しむことができるよう、お役に立てばと願っております。

新しい「攻めの健康長寿医学」は健康長寿の味方です。男性外来臨床の経験から、私はテストステロンこそが、男女を含めての「元気ホルモン」であり、「バラ色ホルモン」と言えると、深く信じております。

またこのことは、現実に、わが「熟年期未来塾外来」で確認しているところでもあります。この本を読んでいただいた読者のみなさんがテストステロンによる、「攻めの健康長寿医学」で元気で幸せになられることを心から願っております。

中高年男性で問題なのは、女性がたと違って男性方は重い病気ならともかく、仕事を休んでまで体調不全程度で時間を作ってまでも医師を訪ねることに精神的な抵抗感があることです。多くの方が家族の後押しでやっと腰を上げるので、私は「牛にひかれて善光寺《ぜんこうじ》参り」と同じく、「奥さんや娘さんたちに背中を押されて医者参り」といっておりますが、それでも元気になられた方は幸せと信じています。

最後になりますが、本書は私の長年の男性医学の経験を多くの方に伝えるために、娘である熊本美加《みか》が構成を手掛け、コーディネートには岩崎誠氏に尽力いただきました。また、サポートしていただいた祥伝社の水無瀬尚氏をはじめ、多くの方に感謝申し上げます。さらに、もう一つこの本で述べた臨床男性医学の研究に協力していただいたりご支援いただいた多くの方々にも、改めて心からお礼を申し上げる次第です。

参考文献

①熊本悦明著
a)『アダムとイブの科学　性の形態から役割まで』カッパサイエンス　光文社　1981
b)『男はなぜ女より短命か　テストステロンが引き起こす男の動脈硬化・メタボリック症候群』実業之日本社　2013
c)『さあ立ち上がれ　男たちよ！　老後を捨てて未来を生きる。』幻冬舎　2016
②堀江重郎著
a)『やる気が出る！　最強の男性医療』文藝春秋　2013
b)『ホルモン力が人生を変える』小学館新書　2009
③秋下雅弘著
a)『男性ホルモンの力を引き出す』大泉書店　2013
b)『男が40を過ぎてなんとなく不調を感じ始めたら読む本』メディカルトリビューン　2

０１２
④スーザン・ラコー著（野末源一ら訳）
『すばらしい更年期―性とテストステロンの事実』　星和書店　１９９９
⑤ジェイムズ・M.ダブス著（北村　美都穂訳）
『テストステロン―愛と暴力のホルモン』　青土社　２００１
⑥辻直樹著
『なぜ水素で細胞から若返るのか　抗酸化作用とアンチエイジング』　ＰＨＰ新書　２０１６

切りとり線

★読者のみなさまにお願い

この本をお読みになって、どんな感想をお持ちでしょうか。祥伝社のホームページから書評をお送りいただけたら、ありがたく存じます。今後の企画の参考にさせていただきます。また、次ページの原稿用紙を切り取り、左記まで郵送していただいても結構です。

お寄せいただいた書評は、ご了解のうえ新聞・雑誌などを通じて紹介させていただくこともあります。採用の場合は、特製図書カードを差しあげます。

なお、ご記入いただいたお名前、ご住所、ご連絡先等は、書評紹介の事前了解、謝礼のお届け以外の目的で利用することはありません。また、それらの情報を6カ月を越えて保管することもありません。

〒101-8701（お手紙は郵便番号だけで届きます）
祥伝社新書編集部
電話03（3265）2310
祥伝社ホームページ　http://www.shodensha.co.jp/bookreview/

★本書の購入動機（新聞名か雑誌名、あるいは○をつけてください）

＿＿＿＿新聞の広告を見て	＿＿＿＿誌の広告を見て	＿＿＿＿新聞の書評を見て	＿＿＿＿誌の書評を見て	書店で見かけて	知人のすすめで

★100字書評……熟年期障害

名前

住所

年齢

職業

熊本悦明　くまもと・よしあき

1929年、東京生まれ。東京大学医学部卒業後、カリフォルニア大学ロサンゼルス校に留学。札幌医科大学医学部泌尿器科学講座主任教授を務め、わが国の男性医学のパイオニアとして研究を重ねる。札幌医大名誉教授の後、財団法人・性の健康医学財団会頭。日本メンズヘルスクリニック東京名誉院長。満90歳近い現在もわが国の男性医学のパイオニアとして研究を重ね、日本の男性医学の父とも呼ばれている。現在、東京丸の内の「メンズヘルス東京」で、名誉院長として診療をつづける。

熟年期障害《じゅくねんきしょうがい》
——男《おとこ》が更年期《こうねんき》の後《あと》に襲《おそ》われる問題《もんだい》
熊本悦明《くまもとよしあき》

2018年7月10日　初版第1刷発行

発行者……………辻 浩明
発行所……………祥伝社しょうでんしゃ
〒101-8701　東京都千代田区神田神保町3-3
電話　03(3265)2081(販売部)
電話　03(3265)2310(編集部)
電話　03(3265)3622(業務部)
ホームページ　http://www.shodensha.co.jp/
装丁者……………盛川和洋
印刷所……………堀内印刷
製本所……………ナショナル製本

Printed in Japan ISBN978-4-396-11539-5 C0247